医者は辞めると早く死ぬ

音嶺 静
Shizuka Otone

幻冬舎 MC

医者は辞めると早く死ぬ

この物語はすべてフィクションです。実在の人物や団体などとは一切関係ありません。

目次

まえがき

この冊子における死とは、各種印刷物に記載してある死亡した年齢のみならず、どうしてその年齢で医師が死なねばならなかったのかという視点を、医学的・社会的・家族的視点から、私が得られた資料の範囲内で考えてみたいと思う。と同時に、医師以外の人々が、似たような環境の人々と、似たような死に方を取らざるを得なかったらしいという身辺の事情等、時には安楽死と言われ、時には社会への口封じとも言われている。その色々な原因は禁断の空想となり、あるいは小説の題材ともなり、人生の合間を揺れ漂う妖怪となり、一生取りつかれて終わる人もいる。また更にその親族にまで被害が及ぶ事もあるらしい。

何故私がこのような題材を取り上げたかと言うと、私自身が三十年以上前に、私の産婦人科医師としての仕事の中で、大きな過失を犯したからと言う「お知らせ」的情報が、得体の知れないグループから流れているらしいと、私の大学の同窓生から電話で話があり、その内に正式の公報による通知が来るからと、待っておりましたが、何の知らせもありませんでした。

私（岳友）が監視されているようだなと気付かされたのは、もう七年以上も前になる。私と妻と二人、二階の居間より目の前の甲斐駒ヶ岳を楽しんでいたら、前庭に二十人位の消防団のような制服を着た人達が整列しており、その中から二名の団員が玄関に向かって歩いて来るのが見られた……。

それ以後付近のウォーキング、ハイキング、山登り等に二人〜四人以上の人々が、前から後から付いてくる様になった。彼等は決して我々に暴力を与える事はありませんでしたが、秋の暮れるのが早い時などは、不気味な存在でありました。

その年の暮れ頃から、夕食の頃になると都市ガス臭のする空気をどこからともなく漂わせるようになり、深夜から明け方までに及んだが、喉が少々ひきつける程度で、身体的にはあまり影響はなかった。翌年の春頃からは、家の北側を通る県道十七号線（七里岩ライン）の路上に、毒薬を含んだ枯れ草のような粉末を撒いておき、五〜十両位の車の列を、早いスピードで走らせ、粉塵と共に住宅に吹きかける方法等人海戦術で雨の日でも行っていますが、今のところ窓を閉めておけば被害はありません。その他テレビ受信機から毒ガスが出たり、家庭用のエアコンよりガスを出してみたり、据え付け用のガスストーブから生ガスを出させてみたり、これらは最早大きな組織が加わらなければ出来ない事なので、もし国家的機構が関与しているとすれば、近い将来とんでもない破滅を引き起こす可能性もあり、もうすでに我々の個人的範囲を超えているのかも知れません。

何故国家が個人に対して、このような攻撃を加えなければならないのか。もしこれに外国企業も加えるとすれば、最早戦争と同じものではなかろうかと危惧するものであります。

第一章　医者は辞めると早く死ぬ

一、自然の選択

医者の世界は広いようで狭いし、また狭いようで広い。何故かと言うと、医学部はクラスが普通一クラスしかないし、定員は六十人位から、残留を希望する人も三十人位は居るから、せいぜい百人未満であろうか。卒業までには六年間が必要だが、大抵三年へ進級する時に、ちょっときつい試験があって、見込みのない者は切り落とされてしまう。医学部はこれより四年後に国家試験が控えているから甘く出来ないのであります。さらに国家試験を受ける時に、自分の好きな病院を自由に選択出来ますから、そこで更にお知り合いの先生が増えますし、更に地元の家に帰って、開業又は就職すれば、それぞれの地方の医師との交流が始まり、その数は膨大になります。

そんな訳で先生方の去就は、色々なルートから耳に入って来ますが、取捨選択が大変です。

自然の選択とは、医師の場合一般的に言ってその勤務形態を勤務医と開業医の二つの形態に分けることが出来ます。

勤務医とは、中小の病院又は大学、国立、公立等の大病院に勤めている医師で、普通のサラリーマンと同様の勤務をしている医師です。

開業医とは、自分で資金を出して自ら病院又は診療所を設立して、自分一人又は複数の従業員を雇用して、自らの責任で診療を行う医師のことです。自分が努力すれば勤務医よりはるかに高収入を得られますが、労働もそれなりに必要であり、少々危険、不安定を伴う面もあります。一般的に従業員三〜五人位で行っている診療所が最も安定しているようですが、医院長の健康次第です。院長が高年齢になるにしたがって、色々な問題が発生してきます。特に心臓、肺臓、肝臓、腎臓、膵臓、高血圧症等色々の病気が気になり出します。繁盛している先生でも仕事を減らし、当然従業員も減らされます。しかし仕事の内容によっては八十〜九十歳になっても診療を行っている名物先生も多いようです。仕事が簡単に減らせない先生はピンチです。早い先生は五十歳くらいから仕事を減らしだします。

私は六十二歳の時に急性膵臓炎を発症しました。あれは腹部の痛みの強い病気で、あまり無理は出来ないものですから、退院したらすぐに仕事の縮小を行い、七十五歳で仕事から引退しました。現在は八十三歳で健康です。

勤務医の場合は定年制がありますから、一般に六十五歳で終わりですが、当人の健康状態によっては、それ以前に引退するのも自由です。さあ、貴方はどうしますか。

二、現役中の迷い

医師が勤務医から開業医に転科しようかと、迷う事もかなりあるそうです。また医師以外の職業に転職するのは、かなりの努力と頭の良さが必要でしょう。最近のコロナウイルスによる臨床へ転科して、思い切り働いてみたいと言う先生と、もう年も六十歳を越えたし、日夜の激務にはもう耐えられないと、心では泣いて転科する人もいるらしい。今のような時に転身するのは、将来心のトラウマになる可能性もあるのであるから、本人が最もつらい。単なる交通事故でも死んでしまうのだからさ、まあ人生色々あるさ。

仕事に一生懸命頑張っている間は、何とも言って来ませんが、仕事を怠け出したり、辞めてしまうと、その筋からの、それとない囁きがあるそうです。結社の人が直接殺すのではなく、病院に入院して医師に処置するようにしますから、死亡の前にかならず入院があるようです。自殺ＯＫの先生は毒薬ＯＫなのでしょうが、奥さんや他人に呑ませてもらうと、奥さんや他人も自殺幇助罪の責任を取らせられますから要注意です。くれぐれも変なサインなどしないようにして下さい。

これらのお話が事実かどうかは知りませんが、最近多くなったと言われている外国人による日本人殺人事件の様子に似ていると思いませんか。

三、引退後の死

医者は長生きしないものと、医者になる時に決心した人々は、心の中であきらめているかも知れません。昨今の新型コロナウイルスの治療現場をテレビ中継で見ていると「あぁ、おれは早めに医者を引退しておいてよかった」と心の中では泣いたり、喜んだりしているのは私だけでしょうか。

ところがどっこい昔から「医者は辞めると早く死ぬ」なんて言われているのですよ。実際にそう言う文献が存在するかどうかは知りませんが。

実際辞めるとポックリ死んでしまうこともあります。知っている大学病院のある科では、教授が引退すると間もなく、その引退した元教授も亡くなってしまうという事がありました。

それに地方の病院では、待合室や病室にガスそのものの放射噴射装置が付いている所もあるそうですのでびっくりです。テレビ、エアコン、冷蔵庫等は要注意、毒ガス発生源となりますから。

私は、医者はその職にある時は、最も緊張して働いているために、職を辞めて緊張が取れるために、体のコントロールを失って往ってしまうのかと考えていましたが、どうも考えた事とは大分違うようです。

例えば、ノーベル賞をもらった学者さんは、みなさん若々しくて、まだ仕事に専念出来そうであります。若い人々と話をしていても、全く話す言葉は年寄りじみていない。頭が若々しいのです。

話は戻りますが、一体何時からこのガス放射装置のような危険な装置が大っぴらに設置されるようになったのでしょうか。私にはとても信じられないような事が、今地方の病院に起こってるようですが、一体何のためでしょうか。

第二章　新入生の死

一、心中

私立の医大に現役で入れて、やれやれと安堵した翌年の春早々の頃、同級生の心中事件があった。二人は同世代の初恋同士だったそうで、強い同情の念を持ちましたが、自分も六年位以前に、似たような経験を持った事がありました。今だったらどうするかなと、考えようとしましたが、遠い時間の作用は、ぼんやりとした甘いイメージが、ただ浮き上がるのみであった。

　彼から年賀状を受け取った仲間も居たが、その事についての文面は無かったらしい。同級生の多くが、庭先に設置したお線香に、両手を合わせた。

医学部の二年生は五十九名、それに残留者が三十数名であった。あと五年間待ってもらえたら、見える景色は大きく変わっていたかも知れない。

二、不審死

その次の死亡者の方が衝撃的であった。

大学三年生（医学部一年生）の時であった。白田君は二年間浪人しており、もう少年らしさは消えて、我々よりずっと大人びていて、クラスでは皆も一目置いた存在であった。特に病気で休んでいたわけではなく、突然の出来事であった。

その五日目位前であったが、「山本君ちょっと」と言って、スタジオで撮った彼女と彼の睦まじいポートレートの白黒写真で、近々に結婚するのだと、嬉しそうに語ったばかりであった。

葬儀も無く、同級生にメッセージも無く突如として往ってしまった。その後、色々な憶測が飛んだが、聴くのも厭であった。

僕が見せてもらった二人のポートレート写真は、今でも胸に焼き付いている。

三、事故死（山岳遭難死）

近藤　一君

昭和四十年十二月初旬　山岳部冬山合宿

富士山七合目晴れ　新雪　氷雪訓練

二日前に一〇cm近い新雪が降った。

七合目付近にて休憩中ピッケルを持たずに立ち上がり、足を動かした瞬間にバランスを崩して尻もちをつき、そのままゆるい坂を落ちて行った。始めの傾斜はゆるいらしかったが、ヤッケが最近のポリエステル製で滑落の加速が速く、誰も彼に触れる事は出来なかったらしい。

運が悪いと言ってしまえばそれまでだが、これから見るであったであろう彼の夢を考えると、誠に残念でならない。

四、新入生の死亡（北朝鮮の場合）

入学する学生達の年令は16才から26才位、青春時代そのものの人達ですから、病気も青春時代そのものの病気がやはり多い様です。

太平洋戦争から終戦後十数年、即ち小学校、中学校、高等学校頃までは肺結核症がかなりの数のグループでは断トツ一位でした。しかしツベルクリン反応による早期発見やＢＣＧ接種による免疫力獲得増進の効果により、私が大学入学の頃までに、大部分の人は免疫力を得ていました。私の場合は大学入学時までは肺結核の免疫力が全く陰性でしたが、入学後結核病棟の半日実習があり、その後のツ反応強陽性になり、ビックリした事がありました。この場合もし入試以前の出来事だったら入学がストップされてしまいます。まあスポーツ外傷でも発生すれば、パラリンピックを目指しても良し、外傷が普通なら、オリンピックを目ざせる所までは独力でがんばれるし、手術のために更に能力を発揮する事もある。ましてや健康増進のためなら、普通の人でも楽しめるレベルまで回復してしまう。

しかし昔と同じで今でも同じレベルにあるもので、未だに効く薬が無い病気が恋愛病であろうか。この病は未だに特効薬がありませんが、長期間お互い逢わないと自然に治ってしまうものもあれば、再発して更に悪化してしまうものもあって、遂に二人共に自害してしまうものであるから、やっかいである。

不審死とは、暴力団関係者から受ける殺人であるが、犯人は本人と関係の無いケースがあるから困る。そして自殺が多いから困る。

第三章　命は何処へ

一、敗戦・東京の学校

子供の領分

私が東京の下谷、仲御徒町にて産声をあげたのが、昭和十三年九月二十一日でありました。丁度国家総動員法が発令され、第二次世界大戦への準備が着々と整いつつあった年でした。

当時日本軍は、中国から東南アジアに進出しており、東の米国と何時戦火が始まるかが大問題でありました。

昭和十六年十二月八日、日本軍の米国真珠湾攻撃で、太平洋戦争が開戦されましたが、この時日本軍の宣戦布告が米国にまだ届かない内に、真珠湾攻撃が始まったと言う事で、大変問題になりました。

米国では今日でも、日本軍の真珠湾攻撃の特別番組が、テレビで十二月八日夜になると、毎年放映されており、これを知らない若い日本人がびっくりしております。

小学校と中学校

一九四五年（昭和二十年）八月、広島、長崎の原子爆弾投下であっと言う間に、太平洋戦争は終わった。

八月十五日（快晴）真夏の真昼間、弥彦小学校のグラウンドで、玉音放送が流された。

私は国民小学一年生で、玉音は聴かされなかったと思ったが、弥彦神社の大鳥居のそばのお土産屋の前で、真赤に日焼けした大人達が「戦争は終わった！」と誰もが嬉しそうに、力強く声を出していた。悲しそうな声を出している人は誰一人見られなかった。

翌年の冬二月に長岡市の与板町から、大雪のためにストップした信濃川のデカイ鉄橋を歩いて渡り、長岡駅より急行列車に乗り継ぎ上野駅へ昼過ぎ到着した。

上野駅正面口から見えた焼け野原は、多分浅草の五重塔も見えたかも知れないが、自分には上野駅より広がる大きな昭和通りの怪し気な模様にしか目に入らなかった。

　小学校は近くの黒門小学校へ二年の三学期からの編入学であった。この小学校には音楽室にクロ色のグランドピアノが一台置いてあった。戦前からの生き残りであったが、まだ鍵盤の象牙は大部分が残っており、先生のお気に入りであった。私もこのピアノを見るとそばに行って、先生に見つからないように、そっと触れて、ドキドキしていた。六年生のある日、このピアノを使って音のテストをした。先生が「楽譜の一部の音を抜いて、ピアノで弾くから何の音か当てて下さい」という本格的なテストであった。私は全然分からなかったが、全部当てた人が五十人中四〜五人いた。私はその人達がうらやましくて焼き餅を焼きましたが、これで音楽の道は無理だなと納得したものでした。

　後年、私がピアノに夢中になって練習していた頃、ピアノの先生にその話をすると、「貴方は正しい道を選びましたね」と、かならず言われるのでがっかりしていたものでした。

　中学校は昭和通りを一本越えて十分程歩いた御徒町中学校へ通った。爆撃で丸焼けになって表面が赤く焼けただれた建物であったが、徐々に復旧された。

　当時はテストがあると、学外、学内に関係なく廊下に上位十〜三十名位までは張り出されたから大変であった。私は幸いに良い時と悪い時が適当に分散していたから、親にはあまりうるさく言われなかった。気がかりだったのは当時英語が高校受験の科目に入っていなかった事であったが、戦争で負けたばかりの日本が相手国の事を一生懸命知ろうとしない態度が気になった。歴史の時間でも、全く世界大戦のところまで時間が足らず、自分で読み物として読んだのは憶えています。

この中学校の授業でよかった点は、上野芸大ピアノ科新卒の、ピチピチに張り切った男の先生の熱心な教育方法は、下町のきかん坊の心を、射止めたように思った。特に変わった方法を取ったわけではありませんでしたが、授業に使った曲が、誰でも知っている世界中の名曲で、それにピアノ伴奏が、イタリア民謡ともなれば先生の方が興奮して、それに生徒の方も伴奏に負けない程盛り上がり、大変な盛況であったし、ある時はショパン、モーツァルト等ガキでも知っている名曲で盛り上がったりもした。年末の学芸会では「アリババと四〇人の盗賊」の劇中音楽を担当したのだが、大学に入って、色々な音楽を聴いていたら、中学の音楽の先生の曲が、ちゃんとCDに入っているではないか。曲名は違っていたが、ドビュッシーのピアノ組曲の一曲でゴリウォークのケークウォークであった。

都立上野高校を受験した頃は、受験地獄の声がそろそろ聞こえ始めた頃であったが、試験科目からどういう訳か英語が除外されており、だいぶ楽であった。無論受かって入学。教室で隣の席の男の子が、今モーツァルトのコンチェルトをやっているのだと言って、可愛いらしい眼を輝かせていたのは、嫉妬と言うより、賞賛のまなざしであったと思う。頭の方はもっと良さそうであった。

二、医科大学入試

受験地獄なる言葉が生まれて世の中が騒がしくなったのは、我々の世代の大学入試（昭和三十二年）が終わって、次の試験年度からだったと思いますから昭和三十三年（一九五八年）頃からになると思います。

子供の実力は親の実力だなんて、ひどい事が当たり前のように言われておりましたが、成績が優れている受験生を粗末にする大学があるわけではなく、どこの大学を受けても合格してしまう学生も大勢いましたが、どこを受けても落ちてしまう学生も大勢いました。こんな学生さんを助けるのが予備校であり、更にその下を支えるのが親のコネや資金力でありますが、あくまでも本人の学力が中心であり、その他の条件は付属的なものである事を忘れないようにして下さい。ほとんどの試験というものはトップもビリも、そう多くは無く、中間部の方が一番多いものです。違うのは大学によって受験生の質の差がある事でしょう。

たしかに医学部の受験者数は合格数が六十名から百名と少ないために、倍率は二十倍近くを超える大学も多数ありましたが、普段の試験の成績を見て、また問題の難易度を考え、更に大学の教授クラスの方に親しい方がいれば、相談してみれば、かなりの手応えはあるはずです。但し、これは私立医大の場合に限りますが。国立大学は内申書と試験成績のみです。ですから成績の良い学生さんは、何処の大学を受けても合格しますし、成績の劣る人は合格するチャンスは少ないという事です。

受験戦争とか地獄とか言われるのは、学業の成績の良い人にとっては他人事のようなものです。したがって医科大学を選ぶ方は、その大学を合格したら、全力を尽くして勉強をする事です。

なお、成績優秀な方は、日本だけにこだわる必要はなく、全世界に羽ばたいて下さい。

これからは一国にのみこだわる事なく、万国に通用する人でないと、優秀な人材とは言えないでしょう。

「まあ、あまり東大にこだわらない事でしょうね」

三、米国留学は私の性格を一八〇度変えた

僕が初めて米国へ心から行ってみたいと思うようになったのは、西部劇映画「シェーン」を見てからであった。ガンマンを演ずる少々優男すぎるアラン・ラッドと小学校一〜二年生のいかにも田舎育ち腕白坊やとが演ずる残酷なガンファイトの舞台となったロッキー山脈の一部、グランド・ティトン国立公園を中心として、その山麓を悠々とめぐるスネイク河とジャクソンレイク、赤土の大地に佇む貧しい家々。エ〜ッこれみんな本物！　アメリカにはこんなに美しい山々があるのだ。グランド・ティトン山（四一九七ｍ）に睥睨（へいげい）される、これら総てに。日本で山を始めてまだ二年目の僕は完全に打ちのめされてしまった。世界にはこんなに美しい所があるのだ。ヨーシ是非僕も行ってみるぞ！

そのチャンスは、意外に早くやって来た。

大学院に進学して二年目丁度、大学院の卒業論文の目安もついた頃、生化学の教授が研究室にやって来て、「君達の中で誰か米国の研究室へ行ってみたい先生は居

ませんかね」

「へぇ！。それいつ頃ですか」

「多分、今年の夏過ぎてからだと思います」

「じゃ、もうすぐですね。試験はあるのですか」

「今までの例では試験は無いはずだ。生活費は八〇〇〇ドル出るそうだがね」

当時一ドルは三五〇円位だったから、月に約二十三万円位。当時日本では大学院卒の、助手の給料が月給四〜五万円位でぼやいていたが、無給医局員も大勢居たから格段の差であった。

これなら親の仕送りを受けなくとも、生活は出来るだろうから、随分と良い条件であったと思う。三年位は居て欲しいと言う相手側の条件であった。

他の先生の希望が無ければ、自分が行ってみたいと思ったが、当時二人の先生は新婚で、近々子供が生まれるというので、自動的に僕の所に回って来た。へぇ、人間つく時はつくものだなと思ったが、

「ぼく、英会話が全く駄目なので、困ったな」とちょっと遠慮してみたが、誰も行かないのも格好悪いしと思って、応募してみたが、よくよく考えてみたら、学術書のみか、雑誌も漫画本もテレビも、みんな英語なのである。

これは大変だと、御茶ノ水駅で降りて付近の看板を見て、一番目立った「アテネフランセ」を選んでみた。一級と二級があって、両方のコースを申し込んだが、教室に入ってみると、両コース共に似たような人々が集まっていた。

教え方はこれしか無いと、あらゆる会話を先生の喋った通りに喋り捲ると言う方法で行い、希望の人は手を上げ順番に喋るのであるが、どうしても前に座っている人が、手を上げる回数が多くなり、その分上手になるというのである。それを五月より十月まで約六カ月間やってみたが、所詮ちょっと度胸が付いた位であるが、積極的な人にはかなわないという当たり前の事でした。

1967（昭和42）年9月、羽田飛行場午前十時発ホノルル経由サンフランシスコ行きに乗ったとたんにお腹中が痛み出し、その後、四カ月間は持続しました。清水の舞台から飛び降りたつもりで来たのだからしょうがないよと思いながら、ホノルルには深夜一時頃到着。滑走路入口に造られた篝火のオブジェが、南国情緒をいやでも駆り立てた。

ここで税関の検査があった。手荷物を持って係官の居るテーブルの前で、荷物を開いて中を見せるのですが、荷物の一番上に自分用の抗生物質のカプセルをバラにして入れておいたのですが、黒人の係官がそれを見て「コレハアナタガツカウタメデスネ」と聞くから「イエスサー」と答えたら「オーケー。ドウゾアメリカノタビヲタノシンデクダサイ」「サンキューベリマッチ」と私が言って、検査はそれだけあった。初めてのアメリカ人との正式な会話なので緊張したが、無事に終わって良かったとホッとしたが、後で考えたら米国人の係官が全部日本語を話し、日本人の私が全部英語で答えるという珍妙な会話であった。この時の光景は五十年以上を経る今でも、忘れられない。

サンフランシスコには夕方に到着、シェラトンホテルまでリムジンバスで送られ、後はご自分で歩いて下さいと放り出された。バカデカイ古いが豪華なホテルの門前は人でごった返し、中に入った途端に、またデラックスに飾られた大きな入口の前に立った。中は正装した男女がテーブルを陣取っていた。レストランなのだろうが、こんな所で食事をする気にならなかった。入口でうろうろしているとボーイさんが来て、「どうしました」と声を掛けてくれた。「部屋に行きたいのですが」「すぐ前のエレベーターに乗って七階まで行って下さい。あとはドアに番号が書いてありますから分かります」と言い残してサッと立ち去った。

部屋はワンベッドルームだが大きな部屋で、キングサイズ位の四角いベッドが、部屋の中央にデンと置いてあった。さて兎に角夕食を何処かで食べなければならなかった。とてもじゃないが、さっき見た大きな立派なレストランには、一人では入る気がしなかった。まだ日が高かったので、外に出てみた。気軽には入れそうな店が、沢山並んでいたのでホッとしたが、歩きながら後を振り返り、まだ私のホテルが見える範囲内で行動した。海岸が近くにあったので出てみたが、ヒッピースタイルの若者達がワンサと出ていた。海岸のテイクアウトの店で、前から食べてみたかった太いソーセージを棒で刺して衣を少しつけて焼いたソーセージを試してみた。香ばしい煙と匂いを出している。少し焦げたソーセージは塩っぽく油が濃くて、自分には向いてはいなかった。サンドイッチの箱を買い、露店に並んだ鋏付きの大海老を買って頭の所を取ってもらったら、脳みそまであっという間に洗ってしまって、真っ白な頭の所と胴体だけが残った。怒るわけにもいかず、そのまま紙にくるんでもらってホテルへ持ち帰った。

サンフランシスコ～クリーヴランド

朝日が赤いうちに起きて、昨日ちょっと歩いた道もブラブラしてみた。二日目のせいか、ホテルが見えなくなっても、平気で歩けるようになった。今朝も外のカフェで食事をしようと思ったが、ちょっと待てよ、こんな豪華なホテルに泊まる事はそうはないだろうと思い朝食をこのホテルのレストランにしようと思った。立派に着飾った二人連れもいればラフなヒッピースタイルの男の子と、比較的ラフな中年紳士、婦女と色々であったが、朝から花やかな雰囲気で眠気は一辺に吹き飛んだ。素敵なボーイさんがすぐにやって来て注文を聞いて行った。オレンジジュース、フレンチトーストとスクランブルエッグ、ミルクを注文した。体が大き目だからボリュームもある。スクランブルエッグの口当たりは絶品であった。最後のコーヒーは注文しなくともサービスしてくれた。隣のお客にチップは払うのかと聞いたら、朝だからチップは払わなくとも良いが、もし明日も泊まるなら五〇セントでいいから置いた方が良いとのこと。それなら置かなくとも良いかなと思って腰を上げたが、入口の所で「サンキュー」と声をかけられて、しまったと後悔した。

再びサンフランシスコ空港へリムジンでクリーヴランド行きの中型機に乗った。機内はイッパイであった。一時間もすると機内食が出た。まだ腹がいっぱいであったので断ったら、また二時間後に夜食が出た。まだ明るかったが、サマータイムとかで一時間早く出るらしかった。

機外に出ると、十月末であったからかなり寒い感じだった。クリーヴランド空港はサンフランシスコより静かで、ローカルの雰囲気は十分であった。レオナルド・

シュルツ先生は中古のサンダバードで一人でやってきた。

クリーヴランド市にて

クリーヴランド市での第一日目は、シュルツ先生に夕食をご馳走になった。午後の五時頃だったが、サマータイムのためか明るく、夕方という気はしなかった。大学の森を出たすぐの大通りに面してあったレストランに入ると、直ぐに油で揚げる音が耳につく。出てきたものは鶏の唐揚げだったのだが、音は日本の二倍位はあった。大皿に鶏一羽の半分が縦割りになり、横になっている。その皿の横には日本の大きなおむすびを二個位くっつけた茶褐色の大きな塊があり、これは何かと聞くと、ジャガイモとバターの塊だということだった。その他には野菜サラダ、スープと大コップでのビールとコーヒー。さすがに甘味は付いてこない。「毎日こんなに食べるのか」と聞くと、「今日は特別だよ。でも料金は高くない。大学近くの毎日通うようなレストランは、こんな沢山は出さないから安心したまえ」と言って、先生はニヤッと笑った。

大学の職員用のアパートは、十階建て位の長方形で、表面が茶褐色の古ぼけた建物ですが、正面の出入口を出たところに市の公園があった。中型の音楽ホールと、国際的にも知られたクリーヴランド美術館の敷地が、花園、池、噴水等で飾られていた。特に園内の散歩道にはマグノリアや桜の木が多数植えてあり、木のベンチはご老人たちで日中は終始賑わっていた。人数が多かったので、なかなか座るのが大変のようだった。

夜間は市内で最も危険な所だともいわれるこの地だが、一方この公園から十分位歩いた所には世界的指揮者ジョージ・セル率いるクリーヴランド管弦楽団の本拠地セヴェランスホールがあり、秋から春までの間は、世界中から音楽ファンが集うのだった。

一時間位で大学の研究室へ着いた。当日は日曜日のため研究室には誰もいなかった。研究室は日本とシステムは同様であったが、両端に水道の蛇口が付いた実験机が四列に並んでいた。驚いた事にはシンチレーションカウンターが各室に一台ずつ付いていた。教授室を挟んで研究室は二部屋あったが各室がフル可動はしていなかった。土・日は休日、帰りはあまり遅くならないうちに六時には帰って欲しいとの事等。

食事はスーパーもあるし校内の入口にレストランもあると。夜は物騒だからあまり遅くならない事。

「ところで明日午後からボートに乗らないか」と誘われた。同僚のロスチャイルド先生と近くのエリー湖で行うそうです。ボートと言うからクルーザーの事かと聞いたらヨットだと言う。一人で操縦するのはマストをいじったり帆を動かすのが大変らしい。三人でやる時は帆のひもを引っ張ってもらえるので楽らしい。

北米五大湖の一つエリー湖畔にあるボートの係留場は午後からのためか、人出は多くはなかった。湖とはいえ三〇cmから五〇cm位の波も立っており、はるかかなたの対岸には霞がかかり空と一緒になっていた。風が生憎向かい風のために、さっぱり進まなかったが、沖合に行くにしたがって、帆を動かせて風をとらえ、ジグザグではあったが前方へやっと進むようになった。ロスチャイルド先生の命令に従い帆縄を右へ左へと狭い船の中を動き回って汗が沢山出て来た頃に、シュルツ先生は気持ち悪いと船腹についているベンチに寝てしまった。自分もムカムカしたが、「オーケー、帰ろう」という声でホッとした。

これでは釣でもしないと退屈だなと思ったが、大都会の中に、これだけのゆとりがあるのがうらやましく思ったが、日本人はザワザワしてた方が落ち着くのではと思ってみた。

大学の研究室は、職員アパートより三十分位歩いた地域に広がって建っており、雨の日も歩いて往復した。研究棟は建築中で、その後、私がニューヨークに移る日になっても終わることはなかった。

ここの産婦人科・新生児科を訪ねた時には、赤ちゃんの頭は皆天井を向いており、顔が全く見えず、頭のみの海坊主が並んだように見えた事だったが、その後ニューヨークの病院で見た新生児病棟では、新生児の頭は大部分が下を向いており、上に向いていた児は数人に過ぎないようだった。その事について同じ部屋の先生は、頭が下向きにならなければいけない理由は見つからないと言っていた。

研究室の方はボスのシュルツ先生と大学院生が二人と女医さん、それから私と二人の女子研究補助員がシュルツ先生の補佐として研究を行うグループ。その他に時々研究室に顔を出す先生等多彩であった。そして間脳、下垂体系という代謝経路があり、その末端の下垂体から分泌される利尿ホルモン、抗利尿ホルモン、オキシトシン等のホルモンはそれが合成される時には間脳で多数のペプチドが分解されてそれぞれのホルモンが生成されるという理論を証明しようとするグループです。オキシトシンやヴァゾプレッシン（利尿ホルモン）がお産にも関係するという事で参加しないかということでしたが、トップのシュルツ先生が来年の八月からイスラエルの研究所へ留学するため来年は解雇になるという事で、私はまだ一年生の身の仕事なので、どこかの大学を紹介してくれないかとお願いしたのです。それでニューヨーク市のニューヨークホスピタルの産婦人科の研究室を紹介されて、オキシトシンの注射アイソトープを利用した方法で行うことになり、幸いにこの研究室はラットを使用し、分娩方法をこのアイソトープを妊娠ラットに注入し、ラットの下垂体から、どの程度のオキシトシンが消え去るかを検査したものです。結果は上々でした。

優しく易しい英会話の練習

さて皆さん。外国語を習う最も良い方法は、そこの国の彼女を作りなさいと聞いた事がありますが、全くその通りだと思いました。私のアパートから十分位歩いた所の公園の入口に、ディズニー調のカラフルでおしゃれな小さいレストラン（カフェ）がありますが、私はほとんど毎日研究室に行く前に、このレストランで朝食を取っていました。何故ならば、そこのテーブルには外で食べられるように設計されている所もあったからです。ある天気のいい日、私が偶然そのテーブルに腰掛けて食事をしていましたら、髪の毛の長い、小柄なお嬢さんが私の横に座ったのです。

「ハイ、グッドモーニング。メイ　アイ　テイク　ディス　シート　プリーズ」

「オー　イエス　イエス」私は頭を二、三回下げたと思いました。格好悪い。握手した方がずっとスマートなのに。

「食事を取りました？」

「ノオー、ノット　イエット」

「よかった。一緒に食べられて」

　私は何時ものトーストとイチゴジャム、それにスクランブルエッグとミルクを注文しました。彼女も慣れた様にシーリアルと目玉焼きに緑のサラダを注文しました。

「今、減食中なのよ。春は肥《ふと》るわね。一人で食べるより、お話しながら食べた方が良いのよ」

「ボクもそう思うよ。ところでキミ、アメリカは長いの」

「私はここで生まれたのよ。貴方はこの大学で勉強しているの。何科を？」

「ええ、生理学の方を」

「へえー、貴方お医者さんになるの」

「まあ日本ではそうなんですが、米国のライセンスがないので、ここでは働けません」

「そうですか。何年位　ここで勉強しているのですか」

「実は昨年の十月に来たばかりです。ボスの都合で、今年の十月にはニューヨークに移る予定です」

「そうですか。じゃあ、まだ大変ですね」

「ええ、まだ英語が駄目ですから、毎日色々な方と話し合って勉強をしているところです」

「それは大変ですね。ニューヨークは何処の大学ですか」

「コーネル大学の産婦人科ですが、これからまだまだ時間が必要です」

「でも長期間に渡って勉強するなんて、素敵ですね。今お歳は幾つ位ですか」

「いつも若く見られるのですが、現在三十二歳です」

「ワー若い。私まだ十八歳よ」

初対面の若い女性と異国の地でこんな話になるとは思いもよりませんでしたから、時間を理由に「そろそろ時間なので。今日はこれで失礼させてください。毎朝このカフェで食事をしておりますからどうぞ」と後で考えれば誠に危険な言葉を残してバイバイとなりました。

この初対面のお話は、わずか三十分足らずの時間でしたが、英会話の練習どころか、自分の人生観を変えてしまう程のパンチ力がありました。

四、米穀の断りは経理を忘れて米国へ行くべし

山の路傍で折った五本の百合の花で、一生涯残るような恋愛感情を生み出されるような枝を与えられた人間は、神の偉大な創造物として誇りを持っても良いかも知れない。私が大学四年生、彼女が高校二年生の時のそれは、ゴールがあまりに遠いものに思え、無理矢理に消してしまった。

その後医師になってから恋愛した新しい彼女に求婚したが、何故か断られてしまった。

こちらの気持ちがつけ上がってしまっていたのかも知れなかったが、相手から断られるという事は、こちらから断るよりも責任が軽いためか、初恋の時よりも気分も軽く、涙も少なく「へぇ！こんなものかしら！」と、彼女に申し訳なく思った。

しかし、この時の求婚の断りは、教授の不思議な断りの常識の始まりであった。

その後二年位してから、生化学の教授よりアメリカに行ってみないかと言われ、当時独り身で、ぶらぶらしていた私に、白羽の矢が立った。お断りする理由もなかったし、当時ほとんど知られていなかった米国の山を見てみたい気持ちに突き動かさ

れて、オーケーを言ってしまった。しかしこの米国留学は、私の人生の中で、最も充実した三年間であったと同時に、私の無口な引き籠もりがちの性格を、全く逆のものに変えてしまったのは、映画「シェーン」で見た興奮が、まだ体の中でうごめいていたからで、最後のチャンスと思い飛びついてしまった。

米国へ出発の日に、交際していた彼女が羽田まで見送りに来てくれた。嬉しかったが、留学という言葉で頭は一杯だったので、結婚の話は何処かにすっ飛んでいた。飛行場で涙を流していた彼女がいたと言うので、私の妹達がうるさく手紙を書いて来たが、三カ月位は、ほっぽり投げておいた。

しかし春になると、こっちの方が、家族が居ないとあらゆる事で不便を感じる様になった。

昭和三十年頃は、まだ外国で結婚式なんて事は流行りませんでしたが、市内の友人達が集まって、近くの小さな教会で式を挙げてくれた。米国の風習では、我々が知らない人でも自由に出席が出来たので、式場は満員であった。米国は総ての行事で、夫婦が一つの単位になるから、これで何とか日常の生活、社会的行事にも格好がついた。

付録

この文章は、恐らく私の生化学の教授であった先生が、偶然書物の中で見つけたものであり、二年毎の同期で好く変化して行くものの例を見つけて楽しんでいたものと思われます。私の米国への留学が、たまたま私の失恋の例と、二年目で重なりますから、細かい雑用の事は忘れて、米国へ行ってじっくり勉強してみたらどうですと、勧めてみたのではないかと思います。

私の場合はこれがドンピシャリと当り、小さいながらも世界的に有名な美術館や管弦楽団、ニューヨークでは世界中の芸術家が集まる大・中・小の劇場まで毎土・日曜日を使っても、とても観きれない物量でしたが、夏休みに一カ月間、車をフルに動かしても、三年間では1／14程度、カナダの山も入れると、とても気の遠くなるような話です。

私の自分の文章の中に、誰の言葉だか分からない言葉を入れたいと思っていますが、未だに気に入った文章にはお目にかかりません。最近は脳みその鈍化もあり、なおさらです。そんな訳で、この題名は残してください。お願いいたします。

五、運命は神のみぞ知る！

渡米～帰国～挫折～開業～山梨

私が渡米した一九六〇年代から大阪万博を中心にした一九七〇年代は、米国留学が一つのブームのような実態であったが、外国語の苦手な日本人は研究補助員の形で研究室の一員として教授を補う仕事が多かったが、三年後に帰国すると、大学の職員のイスが無くなる事もあったりして、多くの研究者はあまり長く（四年以上）希望する方は少なかった。

初めに訪れたクリーヴランドの病院の研究室は、分娩室より遠くにあったが、ニューヨーク市のニューヨーク病院の分娩室、新生児室は研究室より比較的に近くにあり、昼休みとか分娩中でも衣類を着替えればドクターなら何時でもＯＫなので、しばしば見学させてもらった。

分娩室は手術室の様に二階からもガラス窓越しに自由に見学が出来たし日本の大学の四倍位の大きさはあった。分娩台は手術台よりやや大き目、横長、麻酔器のパイプが頭の所より垂れて胎児心音計その他普通の大きさの測定器二台、麻酔医は一人はかならず頭部の方に付いている。医師一名、看護師二名、小児科医一名。家族の人は二階から見学。日本と変わったところは鉗子一組が近くに常に用意してあった。分娩近くになるとインターンの先生が医師のそばに待機又は担当する。沐浴室は日本よりやや広いが、カーテンの裏にもう一つ大きな部屋があるようだ。

新生児室は赤ちゃん五十～百人位収容出来るようだ。

クリーヴランドで見たときは新生児全員がうつ伏せで、後頭部のみが見えているので海坊主の頭が並んでいるように見えているようだったが、翌年ニューヨークの病院ではほぼ全員が仰向け寝であった。「どうしました」とフォーカス先生に聞いたら、「うつ伏せ寝は突然死が多いためだ」と答えた。あの頃はどちらが良いか分からず病院によってまちまちであった。

先生は、全く臨床家タイプで、基礎研究は奥様が行っていた。二人の研究室はかなり離れていたように思ったが、一～二回データの打ち合わせで顔を合わせたが、ほとんどは電話での連絡であった。ヨード化オキシトシンは市販されており、手に入れるのは簡単であったが、半減期が短いので素早くクロマトグラフの操作が必要であったが、これは幸い日本でやっていたので助かった。幸いに論文に共同研究者として名前が一緒に記載されたのはラッキーであった。昭和四十五年（一九七〇年）

の作であるからもう五十二年前の論文であるから骨董的な価値がある。
そんなわけで意気揚々と米国大陸からスイス、イタリアのアルプスを眺めて帰って来たが、大学の様子は一見した時は戦国時代のような気がした。

帰国～挫折～開業

帰国したのは昭和四十五年九月、三十二歳だった。その頃医局に残っている同級生が誰かとか、外の病院へ出張に出ている同級生は誰かとか、そんな事を詮索する暇もなく、国立病院に行って、忘れた臨床をやり直しに行けと言われ、すぐに国立病院へ三年間出張に出された。初めは児心音の数も忘れて助産婦さんに笑われたが、全然苦にはならなかった。むしろ忘れてしまったお産については本気になって教えてもらったし、子供を取り上げるのは心から面白いと思った。それに対して手術はあまり好きにはなれなかった。先生に三十歳を過ぎて手術を習っても名人にはなれないと言われても反発する気はしなかった。

三年経って大学に帰る時には、ほぼ自分の方向は決まったと思った。即ち自然分娩を一生やるか、お産についてもその基礎的メカニズムとか、ホルモンの関与の仕方を研究して、その自然分娩に対する役割を究明したいと考えた。そしてその研究のアドバイザーとして金田先生にお願いしたいと教授に伝えた。それに対して教授の答えは研究テーマについてはそれで良いと思うが、金田先生については考え直してほしいとの口頭での回答がありました。

やっぱりな～、と思いながら、さしあたっては自分でやるよりしょうがないかなとがっかりした。あの先生が女性ホルモンや産科のメカニズムについての知識は特に強いとは思わなかったが、何事にも真摯に対応してくれる金田先生との話合いから、何か本物が生まれるかも知れないと思ったからです。結局その後金田先生が大学同窓会会長を受け、その後伊集院先生が助教授として就任し、私は医院を設立して大学を去りました。この時私は三十七歳でした。

開業～閉院～山梨・北杜市へ移住

昭和五十一年（三十七歳）日本住宅公団の診療所用地を取得し、鉄筋コンクリート三階建の病床十九床の産婦人科診療所を設立し、同年四月から業務を開始。初年度は百六十例の分娩例があり、まあまあでしたが、七十歳で分娩終了まで三十三年六カ月の間に通算で一万五八四〇件の分娩を取り扱い、無事閉院致しました。

これでやっと、自分の趣味の世界に入れると思ったのですが、人生は天国から地獄の底へと、大逆転をしてしまいました。
「あぁ、運命は神のみぞ知る！」

六、マタニティコンサート（忍び寄る罠の影）

私が音楽に興味を持ち始めたのは、小学校五年生の頃からでしたが、まだ戦争が終わって五年目位でありましたからか、当時はお腹を一杯にする方が先であったから、ピアノやヴァイオリンを買ってもらって、音楽教室に習いに行くという人は、かなり恵まれた人でした。普通の子供はラジオで童謡や流行歌を覚えて、歌ったり、ハーモニカで吹いたりして、楽しんだものであった。終戦直後であったが、美空ひばりの独特の美声には、男も女も、子供も大人も夢中になったものであった。高校生になり、クラシック音楽に趣味を持ちだした中、友達もひばりの歌には変わらない人気があった。

私も小学五年生か六年生頃から、音楽室にあった鍵盤の象牙がボロボロに剥げ落ちたグランドピアノの前に立つと、胸が熱くなる位に、ピアノを撫でまわしたものであった。LPレコード・CDと、一通り興味を追って名曲を聴いたものであったが、各々の名曲が持つ音楽の心への刺激は、人生の方向を変えてしまう程に強烈に響いたが、音楽でメシを食べる程には届かなかったが、音楽のためにお金を使うという方向へ向いていてしまった。

お役所から母親教室として、公民館を使うのは止めてほしいと言われた時に、目の前がパッと明るくなるのを覚えた。今までいくら考えても分からなかった「ねづまり感」がサッと消えた。「そうだ、今度の『音楽サロン』（母親教室）は、自分の気に入るように作ってみよう」

従来の公民館を代表とした集会用の建物は講堂とか会議室とか、大きさが違っているだけで、その設備、椅子、テーブル、照明、色調等はほとんど同じ物と見えるようであって、まるで一枚の設計図面から、生み出されたようなものであった。同じ会社が同じ予算で、同じレベルの頭で作った物であるからワンパターンとなるのは当然であろう。

今回の音楽サロンと体操教室のプランは、広さが一階二二九・五六㎡、二階一五一・六四㎡と制限される代わりに、予算はあまり贅沢でなければ、充分に使って下さいと言ってしまったのですが、出来栄えから見れば、全然こちらから文句の言えないサロンとなりました。音楽サロンは明るく華やかにし、壁にはピンクの合成皮革、床は靴でそのまま入っていただけるよう、ピンクの厚目の絨毯を敷き、部屋は狭めのため床と壁で音を吸ってもらい、天井で反射してもらい、お風呂屋さんの様な反射を防ぎ、すっきりした音にしました。もともとはピアノの音をすっきり聞こえるようにしようとしましたが、弦楽器や管楽器の音も大変良くなりました。なお天井に三基のシャンデリアを設置しましたが、音を乱反射する事もなく、デラックスな雰囲気を演出するには非常に効果的でありました。

舞台は聴衆と同一面として、聴衆や演奏者に適宜に合わせられる様にしました。ピアノ二台が同時に使えるようにしましたが、実際にはピアノ二台とチェンバロ三台を同時に演奏した事もありました。

お客様の肘がけ椅子が七十席、折り畳み椅子十席、その他で最大九十六名まで入場出来ました。なお音楽サロンと母親教室とでは、全く入場者が異なっており、音楽サロンは六十名位でしたが、この中で妊婦さんの出席は毎回三～五名位でした。その他の人は音楽だけを楽しむ人でした。

また年に二回程出席者が二十名位の時がありましたが、何処かの組織的指令があったそうで、びっくりしてしまいました。

ここで胎教について、少しお話をしておきましょう。

胎教とは妊娠中の方や、そのお腹の中の赤ちゃんに美しい音楽を聴かせると、妊婦さん本人や赤ちゃんも精神状態が好ましいものになり、その発育に良好な作用をするという考え方です。この問題の難しい点は、果たしてお腹の中の赤ちゃんにも、お腹の外からの音楽が聞こえるかどうかと言う点でありますが、この点が未だに解明されていないために議論にならない点です。しかしはっきり言える事は、産まれてしまえば赤ちゃんに音楽は聞こえているでしょうという事です。

どうでしょう、自分の赤ちゃんに、これから毎日名曲と言われている曲を数時間程聴かせてみて下さい。そうして二〜三年しておもちゃの楽器をいじるようになったら、赤ちゃんが弾いているメロディを良く聴いてみるのです。もし名曲の断片でも聞こえたら、そのメロディを何回でも繰り返してみて下さい。

素晴らしい名曲を歌っているかも知れませんよ。

第一回　マタニティコンサートは、平成五年五月二十三日　日曜日に決まり、この年は現在の天皇・皇后両殿下の御婚約記念日が五月二十三日と決まっていましたので、その日にあやかって「歓びの歌」と題して、春らしくお目出たい歌やピアノ曲を特集致しました。案内状を添えてコンサートへの御招待のお知らせを、現在通院している妊婦さんや医師会の先生方へ発送したのですが、医師会会長先生から一週間位前に「医師会としては、参加は致しませんから」との連絡がありました。

私は単なる個人的な案内状に、団体の名前で返事が来る、それも統一された意見でと、びっくりしてしまいましたが、まあ、これもけじめかも知れないと思い、この問題は医師会では口にしない事にしました。

コンサートの方へは、幸いに五十五名程の参加者があり、手応え充分でした。

このコンサートは胎児教育のためと言うよりは、音楽を楽しむ会という意味で、平成二十七年十月二十五日、第百二十一回まで続きました。

七、利尻山は泣いていた・妹の死

平成十七年七月中旬、例年であれば全国的に、最も天候が安定している時期であった。

羽田発九時の日航機札幌行きは、決められた行程から一時間以上遅れて、羽田を出発した。

目的地の稚内の天候が荒れ模様で、稚内に降りられるか不明だとの事らしい。

「チェ、飛行機で一番困ったトラブルだ」

稚内まで行けないと、利尻島まで今日中に着けない、と言うことは山を一日で往復しなければならないが、稚内からの朝一番の船に乗れたとしても、利尻に着くのは九時になるから、それから山を往復するには間に合わない。ホテルに戻るのは深夜になってしまう。だから山のどの場所から引き返すかを、見当をつけなければならない。兎に角、朝十時頃から登ることになるが、行けるところまで行って、明るいうちにホテルに戻るようにと決めた。

ベテランの機長は、試験的に着地を二回ほど試みたが、三回目は止めた。失敗して新聞に出るよりは、ずっと増しだと思ったのだろう。機内からは安堵の溜息と細やかな拍手が起こった。

札幌まで戻って、列車なら最終列車にまだ間に合いますから急いで下さいと、急行券を渡された。長い長いサロベツ原野をひたすら走った。車外の景色も暗くなり、お腹もかなり空いたので、回って来た女車掌さんに聞いたら「今日は予約制なのですが、もう予約は一杯になってしまいました」との事で我慢する事にした。今日は特別の日だったから仕様がないね、と我慢するより仕方なかった。

それから一時間程したら、さっきの女車掌さんが来て「一つやっと見つけました。一つでよかったら、どうぞ食べて下さい」「そうですか、それなら遠慮なく家内と一緒に手を合わせて、ごちそうさま……」

列車は真夜中の零時頃稚内に到着した。駅の近くの案内所に頼んで、一泊する宿屋を紹介された。一階が食堂で二階が宿泊所で二階の窓から見ると、空はまだ明るかった。近くの飲み屋さんで、握り寿司を三人前食べたら腹一杯になって、直ぐに寝てしまった。

朝、目が覚めたら、旅館の前がすぐに波止場になっており、もう少し先には大型の客船が泊まっていた。

船は満員の客を乗せて、八時に出航した。

空はどんよりしていたが、晴れの予報を出していた。船は滑らかに進み、多数の都鳥も餌を求めて追って来る。三十分もすると波が強くなり大きな波音を響かせる。船尾の椅子に座って揺られながら居眠りをしていると、船首の方から喚声が上がった。「あっ、しまった」と思って行ってみると、雲に囲まれた青空の中に見事な尖塔の頂上が、雲を突き刺さる様に立っている。「あぁ、水平線から出るところからが見たかった！」

利尻島の鴛泊港に午前八時三十分頃に着いた。ホテルで登録し、軽く食事をして歩き出したのは十時になっていた。

短い森林地帯を抜けると、直ぐに太陽の眩しい光に直射された。やはり頂上までは無理で、頂上とその稜線がきれいに見える長官山一二一八ｍまでがやっとであった。利尻山の頂上は一七二一ｍであるから、まだ五〇〇ｍちょっとある。すぐ目の前に見えたが、誰も「さあ、もう少しだから登りましょう」とは言わなかった。最後の五〇〇ｍのつらさを誰も知っていた。

ホテルに着いたのは、夕日が完全に沈んでからであった。

翌日、千歳空港から羽田へ直行した。家に着くと、なぜか家内は直ぐ百合に電話をした。自宅のマンションで自殺したとの事であった。私は自分の心臓が止まる程のショックを感じた。「やっぱりか」。私は妹が当時としては最高級のマンションを借りたと言う話を聞いて、百合に「何故そんな所を借りたのか。彼女の給料ではそんなに長続きしないマンションを何故借りたのか。そんなに長く生きる気が無いという事なのか」。私は何故借りたのかと言う事を、追求したかったが、どうしても聞く事が出来なかった。その内に私を見つめる目の色が、緑色に見える様になってきて、何かを訴えるような目付きに見える様になってきた。その矢先の事であった。

その事件の少し前に、家族の者がスタジオで揃って記念撮影をした事があった。それが彼女と顔を合わせた最後の日になってしまった。その日は葵が時間に遅れて最後になってしまったが、それが何の写真だったか、全く記憶がなかった。


父が八十四歳で、軽い心筋梗塞の発作で入院した時に、一体の赤ちゃん人形を病院に持ってきて、一緒にベッドに入っていた。

皆は三女の紅葉ちゃんの代わりだと言って、同情を受けていた。しかしそうだったのか、たしかに紅葉は色白でどこから見ても、可愛い赤ちゃんであったし、これから益々可愛く成長していくはずの女の子であった。

その子がつかまり立ちをして二、三歩歩いたあたりで、不幸にも一カ月程の病気で亡くなってしまった。俗に消化不良という診断らしかったが、父は他科の医師とはあまり相談せずに、自分一人で頑張った。

自宅に子を寝かせて、昼も夜も不休の治療であった。その頃十歳であった私は、何故他の専門医に診せないのだろうと不思議に思った。点滴の技術が全く無かった頃であったから、手遅れにしてしまえば回復は難しかっただろう。しかし父は一人で頑張った。

その後、父は飲めもしない酒を、深夜に一人で飲んでいた。私は父が酒を飲む姿は、この時一回しか見ていない。私はもう一人産めばよいのではないかと、酒を飲む姿を後ろから見ながら思ったが、それが一番良い考えだとは思えなかった。母は翌年女児を出産した。花にちなんで百合と名づけた。

姿は紅葉にはあまり似ておらず、やや細長目の目は大きく、気性の激しい子に見えたが、みんなに大いに祝福された。

百合は順調に育った。学業の成績も良い方で、大学も順調に通過した。三年位して気がついたら、私の医院で受付をやっていた。

「もう少しお給料を上げようか」と言ったら「ううん、いらない」と言って、少し笑った。

それからしばらくして、彼女のマンションでモーツァルトのトルコ行進曲付のピアノソナタを弾いてくれた。

第一楽章の第五変奏曲の最後の部分が少し早過ぎたので注意したら「そう、この方が良いわね」と珍しく素直に応じた。私はその時「妹って可愛いものだな」と初めて思った。

それから三年位して、突然高輪の高級マンションに引っ越した。みんなもびっくりしたが、彼女の気を変える事は出来なかった。その後、彼女の表情は徐々に硬くなるようであったが、誰にも何にも話さなかった。私を見つめる目付きもきつさが増し、私にも緑色を感じさせるようになった。そして私達が利尻山へ行った最中に、自ら命を絶った。

…………………

その日の夕方、目黒署の一室にて、百合と面会した。

目をきつく閉じて、上前歯の一部をちょっと見せた顔は、いつもの緊張感をまだ残していた。両手を合わせ、少し露出した上歯を隠すように軽くおさえた。不思議に涙も胸の動悸も感じなかった。

その後、仕事の忙しさに負け、百合の事についてはあまり考える事も無く過ごして来ましたが、紅葉の消化不良を唯単なる消化不良とは考えないで、何者かが紅葉をターゲットとして、意図されたものと考えたために、他の医師に診せようとしなかったのでは、とも考えられた。即ち、この行為の一部終始を父は理解していたのかも知れなかった。そして、今回の事は、これで水に流すことにしようと考えたのであろう。ところがこの考え方は甘かった。それに次の赤ちゃんが早く産まれ過ぎた。せめて相手の赤ちゃんが産まれてからの方が良かった。

事前に予告するために、東京の自宅の五部屋ある子供部屋の内、二つの部屋の床を凸凹に変形させて、二人が自分の部屋で寝られないようにした。事前に百合がマンションを借りる事は知っていたのであろう。また、我々夫婦が北海道の山登りに行っている事も承知だったはずだ。

法事は総て上野の寺院にて、親戚・友人等を集めて我が家としては盛大に行われた。最後に仮の骨壺から正式の骨壺への遷し換えが大僧正自らの読誦する中、参列者一人一人により執り行われた。私も一列に並んで行ったが、その時ふと大僧正の横顔を見ると、縦に締まった横顔は、額の皺は深く長く、頬の皺は細長く頬の奥へ吸い込まれ、釣鼻の先は強く鋭く折れ下がり、読誦する眼光は光を放つ如く骨壺の奥を見つめていた。

「えっ、あの柔和なお坊さんが」。私は思わず声を出しそうになった。それは悪魔に化身した大僧正が、平和が戻りつつある少女の顔を恐ろしげに見つめているようであった。

「痛かったね、痛かったね……」と聞こえる声で繰り返していた。
人の顔は時に鋭く悪魔化すると言われ、それは長く長く続く事があると。

それから二週間程経過して、また骨壺に骨を移し返した後に、骨はもとのお墓に安置された。

帰り路、「お坊さんの顔の緊張大分取れたけど、まだちょっと残っていますね」と言われ苦笑していた様子であった。「季節柄お坊さんの疲れる時ですから、しょうがないですよ」と話に切れが入ってほっとした。

しかし、その思いはもう二十年も前のたった一年間の思い出であった。遠い昔の思いは忘れ去り、今は元気に成長している百合の方が父にとってはずっと楽しい思い出を作ってくれているはずだ。このせつない思いを強く懐かしく賞賛する言葉に加えて、百合への言葉も欲しかったであろう。しかしその等身大の人形は、彼女の友人が病院へ持って来てくれたものだった。もしかしたらそれに伝言がついていたかも知れない。
「もうじき妹さんも一緒になりますわ」

その人形は、薄暗い色をしていたはずだった。

八、私刑開始の朝

その日から屋根や田圃の小鳥達と鴉との集団が何処かに消えてしまった。

九月の中旬、朝から天気の良い日で、何時もなら屋根の雀の集団が、甲斐駒ヶ岳を背にして、ピーピー鳴いたり、電線のカラスとギャーギャー囀り合ったりするのだが、今朝は両者共きれいさっぱり姿を消してしまっていた。

岳友は朝食をしながら山を眺め「何か足りないと思ったら屋根の雀さん達だ、皆んな何処かに消えてしまった。おまけにカラス達も、奴等が居ないと淋しいものだ」

目の前の畑や田圃には、昨日見当たらなかった黒い土が、あちらこちらと置いてあった。

食事をしばらく続けると、またあの臭いがやって来た。都市ガスでもプロパンガスの臭いでもなかった。化学薬品のような枯れた臭いが、薄く目の前を静かに漂って、知らぬ間に消えて行った。

その臭いは一日に数回、十分間前後感じられたが、十日位もするとテーブルクロスや毛糸のセーターに残っているような気がするようになり、やがて食事中にも口の中に残るように感じられ、口臭も以前と変わったように思えた。

家内に「口臭が変わったと思わないか」と言って、急に顔に吹きかけた。

「何をするのよ！」と怒りかけたが、

「あら、そう言えばそうね」と初めて岳友の言うことを認めた。

「食物が汚染されないように気をつけなくちゃ」

それから一週間位して、クリスマスの話が出てくる頃。深夜にかなり強い異臭がしたので、窓を全部開いて眠るように言ったが、妻は全く異臭は気にならないと言って、年齢による違いであろうと主張した。

その証拠に身体的に何の症状も二人共に無いではないかと言って、その考えを譲らなかった。

確かに異臭はあるものの、嘔気、嘔吐、倦怠、食欲不振等の初期症状は全く無かった。

岳友は布団を撥ね除け、首を外気に突き出して深い呼吸をした。冷たい清澄な空気が鼻から咽頭を通り肺一杯に広がった。

「今日も快晴だ」と言って臭みのない空気を確認した。

十二月二十四日、妻は年末は自分のマンションで過ごしたいと、帰って行った。

悪臭を全く気にしていなかったから、私が何を心配しているのか、彼女には全く通じなかった。

「貴方は神経質過ぎるのよ、老齢による臭覚異常だ」と一言だけ言って帰って行った。

三十日は昼夜異臭もせずに静かに休めた。

三十一日より異臭は一層激しくなった。異臭の進入路は窓と言うより、窓際に設置してある換気口からのようであった。特にエアコンは機能を止めても通電している状態が続き、その排気経路より異臭が排出されているようであった。

特に驚いたのは、新設のホール内の二台のエアコンも同じようで、機能を停止されても、なお排気は続いており、総ての機能停止を確認するのは困難であった。昨年五月に新しいホールの第一回のコンサートがありましたが、その時には有毒ガスの排出は確認されておりませんでした。次回コンサートまでには機能を停止させておかないと、ガスがお客様に影響する可能性があります。

このコンサートの二日後にホール内に飾ってあった直径一・五m程の生花の二分の一位が無残な枯れ方をしていて驚いたのですが、その時は花瓶の中の水に何か毒物が入っていたのではないかと思った程でしたが、今考えると、コンサートの後で、毒ガスのテストをしたのではないかと思われました。

異臭については十一月頃から気付きましたが、はっきり意識したのは十二月中旬頃からもう二カ月近く臭っていますが、まだ身体的異常はありません。

一月頃から、行きつけのスーパーの中で、時々自分の近くで異臭が強く感じられる事がありますので、なるべく行かないようにしております。

家内は相変わらず全く異臭については気にしていないようです。今使用されているガスは、生命に対しては毒の弱いもののようですが、数年に亘って吸い続ければ、癌の発生、心臓血管系の異常等により不幸な転帰になる事もあり得るでしょう。

午前七時近くになって、やっと空が明るくなり出し、甲斐駒ヶ岳が赤い日光に照らし出される頃になって、空気の悪臭も消えていった。

早朝、外に出てみると、家の東側にはまだ臭いのが漂っている事が多いようです。この辺りは普通西から東への風があるためだと思いますが、悪臭のよどみが生じやすいのです。

ガスの発生源は、我が家より東側にあるように推測されますが、この一部は県道と田圃に囲まれた地域で、家は数軒しかありませんので、それなりの機関が調べれば、容易に発見されるかと思います。

妻のマンションは山梨の家の二分の一位の広さであったから、異臭の量は二倍位に濃縮されて部屋に分配されるから、臭いはそれだけ強く感ずる。

妻は平気で寝ているが、自分はとても臭くて寝られないので、玄関のドアロを少し開いて外気が頭の方へ入るようにして寝た。悪臭は四～五時頃消えた。

妻はまだ異臭は信じないようであったので、少し心配してしまった。

二月に入って最初の日曜日午後二時頃、スーパーの買い出しから帰って来たら、お隣の二人のお子さんと奥様が散歩から帰ってきた処に偶然出会った。久々の出会いだったが、まさか二人のお子様を連れているとは思わなかった。もし毒ガスなら子供（小二・中一）への影響は大人よりも遙かに強いという事は知っていて、実家に避難させていたのだと思っていたから、びっくりして、

「あれ、お子さんは実家に避難させていないの、異臭物質は土の中や、近くの樹木や家の壁に付着しているはずだから気をつけて下さい、特に子供は大人より薬品に対する反応は大きいから、気を付けた方が良いと思います」

「えっ、そんな事をやっているのですか、私には全然臭いませんが」と私の家内のような事を言う。

「へぇ〜、貴女にも臭いませんか。私の家内も同じような事を言っていますし、先日、私の車の中が異常に臭かったので調べたら、助手席の下にラベルの無い五〇〇ミリリットルのペットボトルを見つけて取り出し、警察に連絡して来て頂いた二人のおまわりさんも、ちょっと鼻先を近づけて嗅いだ時も、全然変わった臭いはしない。貴方が少し神経質になり過ぎているのでは」と言って別れた。

結局臭いと言っているのは私・岳友一人だけで、家内もお隣の奥様も二人の警官も「分からない」と言った。

妻には「貴方が少し臭いに対して過敏症になりすぎるのよ。精神科の先生に診てもらった方が良いわ」と言われてしまった。

現場の土壌の採取検査、ペットボトル内異物検査、薬物のコントロールセンターの発見等を試みた上で、本人の精神状態検査が必要であったら行った方が良い。尤も毒ガスではなく唯の臭いだけのオドシだったらお笑いだが。

県道に沿って流れている敷地北側の用水路幅五〇cm位に五〇〇ミリリットルのペットボトルの破損したものや、ゴルフボール大の陶器の割れた破片等が引っかかっているのが見られましたが、私自身が車から投げつけられるのを目撃したことはありませんし、深夜にカーブの多い坂道の県道から物を投げ込んで、どの程度命中するのか疑問です。むしろ家の周囲の土や砂利の上に、水に溶かしたガス液や粉末をまいた方がずっと効率が良いと思われますし、一夜で家の周りが整地されたようにきれいになっている事が、最近目立つようになりました。

我が家の北側を走る県道のマイカーパレードも、初めは深夜だけだったものが好評のためか最近は昼間も行うようになりました。

市営のバスや大型トラックを先頭に、何処からかり出されたか会社の車や見た事がある乗用車が数台から十数台も連なって道路にある毒薬入りの粉塵を撒き散らすためでしょうか、無風の時は人工の風も加わっています。

このような行為は犯罪にならないようで、もう三年以上も行われております。

今の日本で、このような長期間にわたる薬物又は異臭物質の放出を、都会のマンションや山間の町で行われるのが可能であるという事は、色々な意味で、無法地帯が日本の至る所に作り出されるということである。

治安、治法が良いとされている日本人として非常に情けない状態に今あるようです。世界の国々の中での日本の地位が徐々に低下しつつある報道を、我々は頭を低くして聴かねばならない。

九、何故私は私刑囚になったのか

自分が何故、何時頃にその得体の知れない殺人グループに、私刑囚と決められてしまったのか、自分には全く知らされておりませんが、何となくそういうニュースは広がっており、私の推定では今より二十年以上も前から、決まっていたようです。逮捕もされず、検事の取り調べも無く、裁判も無く、それでも二十年以上も前より決まっていたようです。

何故なら留学した時期には、すでに私に探偵がついており、渡米以後も直ちに探偵されていたようでした。

闇の世界のごく一部の人々が決めているようですが、犯罪事実は無いが、しかしある程度の事実らしきものが、不評として飛びまわっているらしいのですから、誰かがそれを故意に流している事は事実でしょう。しかもそれが真実であったかどうかは、一部の人のみ知っているのでしょうが、それが随分と昔の話の事であったりして、事実と確認不可能の事だったり、又は全くの誤りであった事もあるでしょう。おまけに罪名は決まってなく、刑は死刑しかありませんから重大です。だからもう一度確認してもらえば済む事なのですが、それが全く機能していない、分からないのであるから、どうにもならないという。

私の場合、仕事上のトラブルであろうから、医師会の幹事や会長に聞けば大抵は分かるが、記録に無いから分からないと。それだったら取り消しにしてほしいと言っても鰾膠（にべ）もない。記録に無いという事は、何もなかった事であるから、取り消して当然であろう。

これらは、日本人特有の曖昧さから来る事もありますが、誰もあまり気にしていない事が多く、御当人も年齢のため持病があり、そろそろかなと気にしている内に、本人は持病が悪化したり、自殺なんぞをしてしまったりしてしまう。

こういう曖昧な事件は、本人が気にする程、他人は気にしていないから、十年も過ぎれば、本人にやましい事がなければ、全く元気になってしまう事もある。しかし無罪になる事はあまり聴かない。私みたいに少々ノーテンキな人間は、十年も過ぎれば、身体の状態も良くなって来る。コロナウイルスのワクチンも来週で第二回目が終了するから、そろそろ東京に行って、きれいなオベベでも買うかと、そわそわしてくる。

ところで隣の自称殺し屋さん、実はまだ人殺しはした事がないらしい。それだったら今の商売を辞めて、堅気になれと言っているんですけどね。

学生時代は山とピアノにはまり込んでいましたが、特に山は四年生の時に同級生に誘われて、三年間合宿に同行して、北アルプスで訓練を受けた事は、その後の人生の中でも、大いに役立った。

大学五年生頃より、山で知り合った遠藤明雄君と南アルプスの個人山行によく行くようになり、山には欠かせない一人になりましたが、医師になって三年目に米国大学の研究室の研究助手として働くために渡米し、その後のお付き合いは無くなってしまった。

渡米していた三年の間に、日本の学生運動の最盛期だったように思いますが、東大の安田講堂が占拠されたり、放水、放火され、上野広小路の敷石が剝がされて、投石された時期はもう通り過ぎていました。

浅間山荘の凄惨なリンチ事件を最後に、全学連の力は、成田に向かい、そこで終焉を迎えました。

帰国後（一九七〇年、三十二歳）私は産婦人科手術の研修のために、国立病院へ移り、三年間修業致しました。

昭和四十五年大学の産婦人科へ復帰して、新任の教授の下で、産婦人科分野のホルモン研究を始めました。

幸いに春の産婦人科学会には、医局から五題の学術論文が提出され、学会の審査も合格し、その発展は目ざましいものがありましたが、私自身は医局の仕事量の多さに茫然としていました。

外来診察、手術、研究、学会、各種委員会、学生の教育等、更に自分の生活のためのアルバイト等、とても私一人でこなせるものではありませんでした。おまけに自分の趣味への志向も強いものがありました。更に二人の子供（二歳と一歳）を置いて、家内が実家に帰って行ってしまった事。家を取るか大学を取るかの分岐点は、家内が戻るつもりが全く無い事から、意外とあっさり、私が家に戻る事で決着がつきました。多分家内は殺し屋グループのことを知っていたのだと思います。

この間約六カ月、このまま大学に戻るか、それとも家に戻るか、又は新規開業するか、強い川の流れにまかせて、あれよあれよともがいているのみでした。

一九七六年（昭和五十一年四月）音嶺産婦人科医院、略して音嶺医院は、私の妹の夫と私の二人の医師で発足しましたが、初年度は分娩数一六〇件あり、まあまあの出発でしたが、ほとんど無口の先生とは、意思の疎通に欠け、二年目で他医へ転医となり、私は一時一人勤務になりましたが、幸いに分娩数は昭和五十九年頃より年間五〇〇例を超えるようになり、昭和六十三年六三〇例を頂点に減少に転じ、平成十八年四〇〇例までに減じた時点で、三年後の分娩取扱い停止を決意しました（七十歳）。それから五年後に、音嶺医院は閉院に至りました。

二〇一一年三月（七十二歳）に東日本大震災が発生しましたが、幸いに医院の建物は、少々の亀裂が入りました。居住のためにはまだ使用に耐えられるとの事でしたが、転居の場所は五十年前から決めておりましたので、震災の翌年七月から建築を始め、十二月二十八日に転居しましたが、これからが私の人生の最高の見せ場となろうとはまさに『神のみぞ知る』でした。

第四章　ある医大教授ＯＢたちの死

「医者は辞めると早く死ぬのか　四人の産婦人科教授達の場合」
フィクションとノンフィクションの狭間

「この物語はすべてフィクションです。実在の人物や団体などとは一切関係ありません」

フィクションとは「作り話」「小説」の事であります。本の第一頁を開くと、いきなりこんな無責任な一行が読者の眼に入ってきてがっかりさせます、と共にある種の期待を持たせます。その中には真実の一行があるのではと。私は読者の眼が真実の一行を感じ取っていただければ、こんな嬉しい事はありません。

さて、これまでに登場してお亡くなりになった四人の教授の方々と私が直接面会して得た感想について話してみましょう。
なお、順番は早く教授になられた先生方より始めさせていただきます。

一、二階堂正宗教授

享年　七十一歳
教授就任　六十五歳まで　ＯＢ六年
死因　気管支喘息

明治・大正・昭和の良き時代を、戦争にも行かずにのんびりと過ごした良き人だったが、昭和のある日、突然法律が立ちはだかった。お国の定年制施行であった。今まで年令制限はなく、死ぬまで働けた良き人々に対して、六十～六十五才の定年制を定めたものであった。

びっくりしたのは、今まで花が咲き乱れ、川のせせらぎで昼寝を楽しんでいたお役人や教授達である。おれは後一年で働かなくてもいいんだそうだが、お給料も出なくなると。それで喘息の発作が出たのか、数年で先生はあの世行きになったのかどうかはさだかではありません。

受験日の帰り道に駿河台のニコライ堂近くにある予備校に受付をして、聖橋、御聖堂、神田明神と、いつもの聖なる散歩道を歩きながら、湯島天神の鳥居をくぐり、夕焼けの湯島通りを下った時のさびしさは忘れられない。


さて明治生まれの教授殿には定年無しと言われていた時期に、急に定年が設定されて、びっくり仰天したクラス。しかし研究テーマだけは更新の「妊娠とステロイドホルモンとの関係について」だが、もう当然、期限切れ、で定年切れ、で定年ですから丁度良し。シドニー世界産婦人科学会の大舞台で「妊娠とステロイドホルモンの成果について」大演説を打ったところで、丁度依願退職と非常に運の良い先生でした。

先生の丸い顔と横に長いつぶらな瞳は、七福神の大黒様を思い出させます。きっとあの世でも、赤ちゃんを抱っこして、笑っていますよ。

二、鎌田宗一郎教授

享年七十一歳
教授就任　六十六歳まで　ＯＢ五年
死因　慢性肝炎・喘息

「今度の教授は鎌田先生が来るらしいよ」と聞いた人は大抵は「ホー」とだけ言って、その後は何にも言わない人が多かったと言われている。医者仲間の評判じゃ学問は最高だけど、口うるさいのは天下一品だそうだ。その教授が教授選に負けて、私達の大学の産婦人科教室に来るというのだから大変。秋に生化学の研究室で一人、実験を行っていたら鎌田教授がふらりといらっしゃって、雑談の他に人物評価が始まっていたので、これは大変だと、あれこれ逃げ道を作って躱《かわ》したのですが、教室の最後に立つ教授の孤独をしみじみと感じたものであった。自分の地位を維持するのは誰がやっても大変なものだなと感じた。この暮れには来年の春の学会への出題テーマを決め、ある程度の結果を出さなければならない。これまでの実績は春の学会には一～二題くらいしかテーマを出題していなかったから、もう二～三題は加えたいと考えていましたが、新しいテーマを教授から与えられて、暮れの予備審査は全員が合格という教室始まって初めての五題出題となって、教授、医局員一同大喝采であった。どうやらこの新教授とはうまくやっていけそうでホッとした。

次の年の秋も研修は盛会であったが、教授から新しい助教授を暮れまでに決めたいから君も考えておいて欲しいと言われた。これはいよいよ開業の希望を言わなければなるまいと翌日その旨を伝えたら、そうかとあまり長くを語らなかった。

その日の夕方に医局の黒板に、次期助教授の名前が大きく発表されていた。偉い人には総て答えを持っているものだなと納得した。後で数人から、お前はどう思ったと聞かれたが、やっぱり教授になる見込みの無い人は遠慮すべきだと思うよ、医局の平和のためにもね。しかしその頃には私の背中には十字架がすでにかかっていたようだった。

後年私がお産のかたわら二カ月に一回開催していたマタニティコンサートへ出席された事があった。

平成九年三月二十三日、大島博さん（テノール）と小木曽美津子さん（ピアノ演奏）でシューベルト作曲「美しき水車小屋の娘」全曲であった。

当時、足が不自由であった先生を、奥様と乳業会社の方とタクシーで利根川を渡って戸頭の会場までいらしていただいた。

「山本君、芸術と医学とを結び付ける治療は、最高の効果を発揮するそうだよ」と自分としては最大のお褒めの言葉を頂戴した。

さすがは教授だなと思ったが、この時教授をこのコンサートに誘ったのは、テノールの大島さんが世界中を歩いているためか、品の良いインテリの話し方をするので、奥様のお相手にも良いなと思った事もあったのです。

後年、私の周りで不穏な動きが色々あり、未だに続いておりますが、当時はすでに私に対する見当違いの動きが徐々に広まっていたのかも知れません。また当時鎌田教授がそれを察知していたからかも知れません。

三、伊集院靖《やすし》教授

享年八十七歳

教授就任　六十五歳まで　ＯＢ二十二年

死因　心臓発作

僕が一番羨ましいと思ったのは、彼の手指と手の平を見た時でした。スラッと伸びた指には筋肉の程よく大きくなった塊がバランス良く付いており、手の平も親指より発達した掌の筋肉は第五指の根元まで、ふっくらと柔らかい孤を描き、第一指と第五指の間を見事に連結させていた。

「うわ、先生ピアノやるの！」「今は駄目だけど、昔はね」とニコッとした。

「君もやるの」

「えー、ちょっとだけです」。四十の手習いだからあまり偉そうな事は言えない。

助教授室の片隅で先生がグラインドしたコーヒー豆からの味を楽しみながら、ピアノも駄目そうだとがっかりした。この頃開業を決心していた私は、開業用用地の契約も無事に済み、そろそろ教授に話をしなければと思い、このことを荒井助教授に話したのですが、彼も人事の事にはあまり触れたくない様でしたが、もし自由な活動を望みたいのでしたら、そうするよりしょうがないですねと好意的であった。

その後、先生とは月照会や忘年会の時に、ご挨拶をする程度になってしまいましたが、昨年三月の新聞に伊集院元教授八十七歳は持病の心臓発作のためにお亡くなりになりました、とありました。それを読んだ私は「先生！　先生のお葬式でショパンの葬送行進曲を弾きたかったです」と心の中で弾いてみましたが、まだ練習をしていない曲を弾けるわけがないでしょう。

この辺がフィクションとノンフィクションの境目です。即ち弾いても弾かなくてもどちらでも良いのです。

「先生、天国でもピアノ弾いて下さい」

四、西条秀憲教授

二〇一七年十二月二十一日没　享年七十歳

二〇〇〇年七月教授就任　六十五歳まで　ＯＢ五年

死因　肺癌

西条先生とは月照会と忘年会の時くらいしかお会い出来なかった。初めて会ったのは忘年会の時だと思う。来賓の話が終わり会場をうろうろしている時に、偉い人がいつも座っている席に小柄の紳士がニコニコしてこちらを見ている。「あれ今度の教授だろう」と言っている内に向こうから声を掛けてきた。「君達は何年生ですか」「さあ、何年だろう」と首をかしげた。「じゃお歳は」「四十です」「なんだ結構いっているではないか」「ハイ、そうです。もう開業しております」「そうか、人生を楽しんでいるかい」「まあぼちぼち、先生のご本読みました。面白かったです。医者からの作家登場は久しぶりでしょう」「小説は手間がかかるから、そんなに多くは書けない。でも長生きが出来れば大丈夫だ」。その頃はもう先生は病気に気付いていたのかどうか、「人生は楽しまなくちゃ」。先生は快活に笑った。

それから間もなく肺癌が見つかり、でもしばらくは発表しなかったらしいし、その後治療も何にも受けず、最後の日は自分で決めると言って頑張ったらしい。

先生の教授退任祝賀会当日、帰りの時に一人ずつ握手をする慣例になっているそうですが、私の時になったら両手で私の両手を包み、しばらく柔らかくさすって頂いた。先生の顔をひょっと見ると今にも泣きそうな顔で手を握っていた。あたかも私が先生の元に舞い上がって来るように。

先生はこれより十七年後にこの世を去った。この世に私を置いて。もう先生を送ってから二十一年過ぎた。

五、医者の寿命

医者の寿命程あてにならないものは無いのではなかろうか。一般に医者の平均寿命は、昔から一般のサラリーマンと比べて五〜六年は短いと言われていますし、統計的にも働き盛の人の寿命（五十才〜六十才）は短い事が立証されているようです。しかし普通のサラリーマンでは定年六十五才〜七十才になると、医師との差が再び小さくなってくる様な気がします。そして八十才から九十才頃になると、さらに医者の方が元気を増して来るようになります。

表Ⅰの四人の大学教授中三名の方は、教授交代の時期に病気が悪化し、七十才を一〜二年過ぎた頃に定年、死亡となっておりますが、喘息の悪化、慢性肝炎の悪化、肺癌等での病気は発症より直ちに死亡するもので

表Ⅰ：教授就任期間とＯＢ期間

教授名	享年	死亡病名	教授就任期間	OB 期間
二階堂正宗	71 歳	気管支喘息	11 年間（54 〜 65 歳）	6 年
鎌田宗一郎	71 歳	慢性肝炎・喘息	5 年間	5 年
伊集院靖	87 歳	心臓発作	23 年間（42 〜 65 歳）	23 年
西条秀憲	70 歳	肺癌	17 年間（53 〜 65 歳）	5 年

① 70 代まで 3 人　② 80 歳以上 1 人　③ 死因は喘息が多い傾向
④ ＯＢ期間は静か　⑤ 癌による死亡は 1 例

は無いので仕事の激務も影響されたものと考えられます。八十七才まで長寿を全うされた先生は石原慎太郎似の湘南ボーイ、身長１８０cm位、スポーツマンの如く、酒は嗜まず、癌もなし、心臓発作には時々襲われたらしい。

敬老の日でその代表として紹介されるのは１００才以上のお方ばかり、医者という商売は身体と頭もしっかりしないといけない、八十歳を過ぎた私の周りには、まだ現役という御老人も沢山おられますのよ。

「おっほっほっ…………。」

之に恐ろしきものは権力へのあこがれ！

第五章　日本人を狙う外国人暗殺集団は何者か

一、日本人を狙う外国人暗殺集団は何者か

最近、特に日本人を主にターゲットとして、暗殺を実行している集団があるらしい、との報道がありますが、それについて本人又は家族には話が全く無く、家族葬でひっそりと終えてしまう例が増加しているそうです。

テレビを見ていると、四〜五年前より、年の暮れになると、有名芸能人の病気の報道から始まって、御臨終に友人ら大勢集まったお別れ会等と、飛びっきり豪華なお葬式が、暮れのテレビ放送を賑わし、また有名芸能人夫妻の同時告別式からお葬儀へと、段々豪華さが、大きくなっていく一方でしたが、春になると若手歌手グループの急な公演休止とか解散とかが相次ぎました。

また、グループの若手歌手一人に付き一千万円の罰金で許してもらった等、一体何にお赦しをしてもらったのか、ヤクザの取引のような話でしたが、結局はこの殺人グループの、究極の目的はお金だったのかと、多くの大衆を納得させてしまったのは、この殺人グループの持つ神秘性を壊してしまったようでした。

話は、私が米国から帰国して大学の産婦人科学教室へ入局した頃に戻りますが、それから直ぐに、私は国立病院へ産婦人科手術の研修の為にと出張を命じられ、大学病院にはあまり顔を出していませんでした。

それから三年後、改めて大学へ戻り、新任教授の鎌田先生から産婦人科領域のステロイドホルモン及び蛋白ホルモンの研究テーマを命じられました。

しかし大学内のその他の仕事の膨大さに押し潰されそうになり、又、家庭の事情もあまり良くなく、医局も私も大きな河の渦に巻き込まれ、あれよあれよと、ただ時の流れの強さに翻弄されるままでした。しかし嵐が去ってみれば、新教授、新助教授、新講師、新助手と、それぞれの席に着き、一段と指導陣も充実されました。

そして私も、十九床の産婦人科医院で、妹の主人と共に開業し、新しい生活に入りました。時に私は三十七歳（一九七六年）でした。

その後、医院の方は順調に時を経て二〇〇九年八月、三十三年六ヶ月間に一五八四〇件の分娩を取り扱い、私が七十歳にて無事閉院致しました。

やれやれ、やっと自分の趣味の世界に入れるとおもったのですが、人生は天国から地獄の底へと、大逆転をしてしまいました。

「ああ、運命は神のみぞ知る」

私がなかなか死なないのは、死ぬほどの秘密にしたい悪事を生憎持っていないから、ヘラヘラしながらも、死なないで済んでいるのかも知れません。

現在の殺し屋の活動状況は

現在私に張り付いている殺し屋は、アジア系外国人で、四十歳前後、色白で韓国映画の俳優さんのような男性で、女性にはモテモテ。一度情交を結べば、彼に何人の女性がいようとも、全然気にさせない凄腕の持主。但し男はまだ人を一度も殺したことがないそうです。

深夜私の寝室に来て、麻酔をかけ、咽頭に薬液を塗布し、帰りの際に暴行を加え立ち去っていくようです。痛くはないが、朝になると脚、腰、胸、背中等に軽い圧痛がある事に気付きますが、外傷やあざは無いようです。独りで来る時が多いが、時に女・小児が一緒に来る事もあります。

室内での物品の窃盗が多いようですが、台所での食料品の盗難も多い。毒物を入れられるよりはましですが。金銭の盗難は一晩三千円〜五千円位。他に隠す所もないし朝の五時頃であるから、そのままにしている。一ヶ月で十五万円、一年間百八十万円になった。しかし相手の事を考えると胸が痛くなる。その他、文具、下着等幼少年期の生活がかなり大変だったのであろう。

日本の「革命的乗っ取り」を考えているようであるが、この地（山梨県）の状態を見ると、公務員、金融機関等の職員の多くは外国人の方が占めているようですから、かなり達成されているようです。日本人同士あまりにもまとまりが無いし、リーダーも不在のようだ。なさけない。

鉄道も買収されており、また日本人自らが自国を失うなんて全く考えない状態では、簡単にお国を取られてしまうでしょう。米国がどれ程加担してくれるのか判りませんが、日本人があまりにも堕落していて、気力が無く、将来を見据える力が無ければ、星条旗に星が一つ増えるかもしれません。

現在、産婦人科学教室で私より先輩の先生は、元大学同窓会長一人であり、次は私と言う事になってしまいました。その私も、開業して居なくなってしまい、今は遺言状の代わりに小説のような遺言状を書いている始末であり、同時に外国人暗殺集団から、二十年以上も広く指名手配されている。ここで指名手配されていると言われても、逮捕されて、裁判で罪名が決まっているわけではありませんから、正式の罪人ではありません。逮捕もされず、誰が考えたか、珍妙な罪名が躍り出て、それをその関係者の方々が死刑に値するとテレビで盛大に報道されたらしいのですが、その本人の私には、未だに正式に通知もないまま、もう二十年位は経っているはずです。

このグループも敗戦の後に有志によって作られたものですから、もう結成から八十年以上は過ぎております。その間、昭和の良き時代を過ぎ、天下泰平、人間我儘になり、自分の遺恨晴らしをして、自分勝手に処理する場にまで堕落してしまったのではないだろうか。そしてそこまで堕落した理由は双方の秘密主義が問題を必要以上に大きな事件のようにしただけではないだろうか。

二、天国から地獄の底へ

二〇一一年三月に発生した、東日本大震災の津波と原子力発電所の大爆発に、人生の方向を大きく変えられてしまった方々は、大勢いらっしゃると思います。私もその一人ですが、私の場合は、初めは地震で背中を強く押してもらったと思ったのですが、とんでもない。その土地はこれから長いトラブルの出発点となる外国人工作員の家のすぐ裏側の土地でした。坪三万円、三〇〇坪。まさか希望の土地が、一千万円以下で手に入るとは思いもよりませんでしたが、隣の家がそういう人の家と知ったのは、二年以上も後の事でした。そして私が彼のターゲットの死刑囚らしいと言う事も。敵は三年間以上、爪を研いで、待っていたのです。

彼の棲み家はアジア風洋館の瀟洒な白い建物で、ちょっとした金持ち風の四十歳前後の夫婦で子供三人の五人家族。二人共にギター教室を自宅で開いていて、別荘族風にも見られた。これは後で分かったことであったが、夫婦は外国人で、多分お金は日本政府から支給されているらしかった。要するに私に放たれた殺し屋であった。どうも最近は昼となく夜となく、ガスの臭う日が続くなと思っていましたが、それはプロパンガスのようでした。プロパンガスは、家庭用に使われているガスですから、致死性は無いから心配はないと言われていますが、咽に付着すると実にいがらっぽいのには閉口しましたが、嗽薬のみで臭いは取れました。

　冬になると北側の県道十七号線（七里岩ライン）を利用して、普通乗用車が十台前後隊列を作って、道路上にまいてある毒薬いりの土を、走る車の巻き起こす疾風を利用して、道路脇の我が家へ吹き付ける作戦を行いましたが、家の窓をしっかり閉めてあれば、ほとんど一〇〇％防ぐ事が出来ますが、もう五年位続いて行われています。この作戦で最も被害を受けたのは車に泥土を塗って走り車の中に居た人の泥足のまま車庫に入れられた車でした。

　その他強力な送風機を利用して、風と共にガスを吹き出させる作戦や、我が家から五〇m程離れた畑の中や大岩を積んだ炉のようなものを作り、薬を燃やすとか、畑に毒草を育て、成熟した所で一斉に燃やすとか、色々と苦心しているようですが、まだ成功していないようです。しかしこれらの車のドライバーは日本人ですからその意味目的は果していると思いました。

三、暗殺集団の組織は

さて最後に、最も重要な殺人を請け負う事業の重要な位置を占めているグループは、一体何者かと言う事になりますが、恐らく日本人が外国の組織と交渉して、適当と思われる実行犯として紹介してもらった人々と思われます。現在私のところを受け持っている四十歳代の青年は人の心を操るのが得意のようで、夜間睡眠中に人の声の物真似で相手を惑わすとか、外に連れ出してしまうような術を使います。声だけでなく、様々な擬音を使って、対象を惑わすようです。特に鍵開けが得意で、窓の三重ぐらいの鍵は直ぐに開けてしまいます。二階位だったら小さな突起があれば、あっと言う間に鍵を外して侵入して来ますし、飛び降りも得意のようです。最近は小さな麻酔のカプセルを使って室内に入り、室内で物色したり、私のそばで寝ているようですが、私が気付く前にドロンをしています。戦国時代の忍者の様な振る舞いですが、その身のこなし方は練習をつんでいるようです。

特に困った事は、千人位収容の演奏会場で一〜二人位の特定の観客に麻酔をかける事が出来、特定の人を眠らせる事が出来、いびきに驚いて会場を困らせる事が出来ます。また、演奏者のみに麻酔をかけ、演奏を妨害する事が可能になります。

メンバーはその地域の名士や豪農、豪商、医師、宗教家、公務員、行政にかかわった人々が、声を掛け合って委員会のような場で協議して有罪かどうか決めるのでしょうが、現在の会では証拠集め、証人等がどの程度で判決を出すのかは全く不透明ですし、記録の保存も不確かな例もあるそうです。戦後八十年も経過した組織はかなり私物化されたり、天下泰平のため人間が我儘になり、自分の遺恨晴らしのために、自分勝手に処理をする場にまで堕落してしまったのではないだろうか。また、そこで決まった判決(死刑のみ)を外国人に任せてしまうというようなやり方は、日本以外の国で行われているのだろうか。そのような事のために、国民の税金を使う国が、世界から信頼されて繁栄するのだろうか。いずれは後進国とされて、滅亡してしまうのではないだろうか。世界の人々は、そろそろ気付き始めているのではないでしょうか。

四、私の日常生活

私は日本の法律に従って罪人になったわけではないから、日常的には普通の人と同等に取り扱われるが、レストランに入った時は、薬品の入った特別料理を出される事が多いから、鼻と味覚には十分注意した方が良い。食べて直ぐに死ぬものではないから、おかしいと感じたら止めれば良い。コーヒー、紅茶、ココア等には、ほとんど入っているが、かなり味と匂いが違うから、直ぐに違いが分かる。一般の人も飲んでいる事も多いが、気にしなければ大丈夫である。変だと気がついたら、直ちに止める事。他人の家を訪問した時に出る事が多いが、強いて飲む必要はないが、家の人も知らないので飲んでいる事もある。

最も気をつけなければならないのは、自動車を運転する時である。前を走っている車の荷物が荷台の後から崩れそうだったら、近くに寄らないこと。できれば道を変えた方が良い。大型トラックとの接触はくれぐれも注意すること。特に決まった道を毎日走る方は注意して下さい。最悪、車が十字路の横から猛スピードで突進して来ることもあります。

温泉旅行や山登り等どんな形の旅行も自由ですが、かならずお付きの人（スパイ）が付いておりますから、そのおつもりで。もっとも身に危害を受ける事はありませんが、皆さん「のぞき」の達人ですからくれぐれもご注意を。護衛者と考えれば、こんなに頼りになる方は居ませんよ。

五、事件の特殊性

今回の事件は、日本人の性格的特徴（又は弱点）を巧みに利用した犯罪であり、犯人が自ら罪を軽くするために自殺を利用し、また医師社会のゴタゴタにまぎれて、医師を利用した点、また巨大毒ガス噴射装置の利用、特に一般人に対する使用等、今までに経験したことの無い方法での殺人が起きる可能性を秘めております。しかし何のためにこのような殺人の方法が考えられるのでしょうか。

さらに、これらの処刑を執行する人を外国人に頼んで行うという行為は正当なものなのか、諸外国の場合を検討すべきではなかろうか。

今回の事件の実体は、それぞれ単一の小規模な事件ではありますが、お互いの秘密主義のために、多くの事件が一つの黒幕に包まれてしまい、あたかも一つの大きなグループによる一つの連続殺人事件の様に見られますが、実は単純な四つの事件の組み合わせだったのです。

皆様が正直にお話しして下されば、その日の内に全体像を把握されてしまいます。この事件の場合は一つの事件の間隔が長いため、色々な雑音の間隔も長くなるために、一つの大きな組織による、複雑な事件のように考えられてしまったのでしょう。

六、想い出小箱「先生と僕」

「先生、今日は」と背後から軽く声をかけられる位に、気軽な交際が自然と出来る位な好青年の先生であった。先生は中国系？ 生まれとは聞いておりませんが、お身体一つで日本へと出発した地は台湾と聞いておりました。

小さな漁船の地下室に忍んで、日本の何処かの港から入国したとの事以外は、何にも知りません。一見して中国系の日本人だろうと思われただけで、それ以上の深い詮索をする必要性は感じさせない程、気軽な先生でありました。

「音嶺君、ちょっと私の仕事を手伝ってくれないか」。入局して二～三カ月位したある日、先生から何気なく廊下で声がかかった。

当時先生は学界への報告として、最近発売されたペニシリン系の抗生物質の副作用を調べていたらしい。私はあまり興味はありませんでしたが、新人が扱うテーマとしては手頃だし、暇もありましたのでＯＫしたのですが、教授から何かテーマが出た時は、そっちをやりますよと断った上での返事でしたが。

それから一週間位して部屋に呼ばれました。今新しく出た抗生物質のペニシリンは、非常に色々な菌に対して有効なんですが、副作用の種類がまだ不十分なので、グループでの先生達と一緒に少し調べてもらえないだろうか、と話がありました。そして早速だけれど今度の火曜日がそれの報告会で、品川駅近くの公会堂であるのだけど、僕と一緒に付いて来てくれませんかと、誘われました。断る理由はありませんでしたので同行しました。

大学からタクシーで十分位のところにある演奏会場等で知られた会場でしたが、五百名位入れるホールに二百名前後の関係者が集まりました。その時に受付で渡された大きな紙袋の中の大きなパンフレットを取り出そうとしましたら、細長い上質の紙切れがスーと落ちてきた。あれと思って手に取ると、真新しい千円札一枚が手の上に載っていました。当時昭和二十九年頃はまだ一万円札は発行されていません（昭和三十三年初発行）でした。当時の千円札は現在の一万円よりもずっと値打ちがありましたから、思わず声を出す所でありましたが、口を押えて隣の先生へ、声にはせずにこんな物を受け取ってもよいのですかと無言の質問。先生も「野暮なことは聞くな」と無言で返答。イヤハヤ、人間という物は便利なものです。この頃は、研究費の献金問題が新聞でうるさくなって来た頃でした。

入局二年目で、生化学教室に行って、分娩とステロイドホルモンの関係を調べろとの命令が出て、抗生剤のグループとはお別れになりました。

その後しばらくして、三年間の訪米後、私は話があって抗生剤グループの研究室を訪ねると、背中を後ろにした人物との口論に近い口調で話し合っていました。これはまずい所に来てしまったと思いましたが、同窓会長とか助教授とかの公募についての話であったようですが、まとまりそうもない激論に、今日は失礼した方が良さそうだったので、またこの問題には、私はかかわらない方が良さそうだったので、そのまま退散してしまいました。

この激論の最中、先生は頭を低くなされていましたが、口調は強く、人種差別を思わせるような所では、特に腰を低くしながらも、強い口調で反撃されていたようでした。

後に同窓会長の席は実現されましたが、助教授の席は実現しませんでした。

七、殺し屋グループから殺されないようにする方法

一、「殺し」は絶対にしない事
たとえ医者でも、医療上のミスのための死亡もゆるされない事があります。特に分娩にかかわる医療ミスも、これに類します。相手と良く話し合う事です。
死産（早産、未熟児も入る）
誤診　手術ミスによる死亡

一、安楽死はまゆつばです。そのような施設（処置、処遇？）は、大病院にでも行かないと実行できません。

一、本人の尊厳をバラすと言う事
そんな尊厳話は皆さんもう御存じです。殺しでなければ、多くはゆるされる例です。

一、男女間のトラブルは微妙です。

後で変身（変心?）する事が多々あります。どんなトラブルでも自分一人で悩まない。親・友人・兄弟にまず相談する事。

内緒にするより、まず身内で相談する。

金銭による解決も可能の事があります。

※自殺を要求される事が多いそうですが、これは犯人達の罪をなるべく軽くするための方法でしかありません。最終の目的は金銭の強奪ですから普通の強盗と同じです。犯人は貴方の私行を良く知った人が多いようです。

第六章　緊急レポート

中央本線特急大量毒ガス事件

新宿発特別急行竜王行は、十五時三十分定刻に新宿駅をはなれた。車内は何時ものように空いていたが、客は車輌の前部と後分に2つに別れたように乗っていた。石和温泉で少数の客を下ろし、次の終点に備えたが最後の酒折駅を通過すると、急に小便が催されてきた。八十五才と糖尿病のためか、ちょっとでも気にし出すと我慢出来なくなって秒読みが始まる。出口附近に立っている人は、その大部分はトイレ列である。甲府駅のトイレは二人用のエスカレーターで繋がっているが、今はエスカレーターの上では走れないから最後の我慢である。

しかし我慢はもう一度あった。次ぎのローカル線の列車は甲府発十八時九分、十八時二十九分、長坂駅まで行く列車の最終は十九時四十一分であった。

昼時の山手線は若い学生の男女で占められていた。立っていたり、椅子に腰掛けたりしながら、一心に携帯電話を見つめている。ほとんど車内の男女は皆な同じような動作で携帯電話型毒ガス噴射装置を無言で操って居た。車内は生臭いにおいで満たされており、慣れない私には、その生臭さはとても絶えきれず、思わずマスクをおさえた。君達は臭くないのとたずねると、多少は臭いですがもう慣れましたと。

中国の薬を事務所に持って行くと、お金が出るらしい。それにしても若者の数は、山手線内を埋め尽くす程にもなっていた。途中でやっと下車してホッとした。出版社に原稿を渡して再び新宿に向かった。遅くなった昼食をデパートのイタリアンレストランで済ませ、駅に急いだ。

中央本線も特急が走るようになり、新宿と山梨県内の日帰り往復も容易になったとは言え、ちょっと日程が変ると帰りの時間も大きく左右される事もあり、特に甲府から西への方面は気をつけた方が良いと言われているようです。今回も十六時三十分発の列車になってしまいました。この時刻になると甲府駅に着くのが午後の六時過ぎになり、ローカルの間隔も広くなり、長坂に着く頃には新春の空は日が沈み暗くなってしまう。

甲府で下車しようと降り口に立ったが急に尿意が出てきた。年寄の困った習性だが五分も待ってはくれない。一番線に着いた、下車して階段をゆっくり上り、トイレにはどうやら間に合った。トイレのために新車輌を一本遅らせて、ローカルに乗る事になった。ここの十七時以降の列車は車輌の編成がマチマチで、どうしてこうなるのかと聞いてみたら、

「地元以外の人には理解がむずかしいのですが、停車駅がいつも一定ではなく、通例と異なる場合があります」

「へえー、そんな事があるのですか」

「地元の人は、皆さん心得ていますから、特に困る事は無いようですが」

「じゃ自分もそれをたしかめてみましょうか」

と物好きもいいところで、チャンスだから試してみようと思った。甲府の駅で待っていると、間もなくきれいな車輌の特急車と同じものが止まった。降りる人はほとんど無く地元の人らしき者が、十人足らず乗り込んだ。

他のローカル線の如く、各駅停車で進行した。車両の中は現実の中味と同じものであったが乗車している人々は、ほとんどが若い学生さんで、あの煙と臭いが一杯で、何処から乗ったのか座席の人々の大部分は、すでに煙のため寝に入っているか、まだ高鼾《たかいびき》している人々も座席に沈み口からはぁーはぁー寝息を聞かせていますが、

すでに息はストップさせている若者が大部分であった。恐らく人々は東京から乗って来た者と思われたが、ほとんどの人々は椅子に深く沈んだまま片手に携帯電話の機械を開いたまま持っておりその開口された口からシューシューと音と煙を噴出させ続けていた。中には通の服を着た老人や仲間も時には見かけたが、そういう人は何事もないように座席に腰かけていた。

座席に座っている人も居たが、次には降りてしまおうと身支度をしている。荷物棚の下にセットしてある換気扇を、持っていた本で鼻近くまで空気を伝導しようとしたがうまくいかない。またトイレに行く振りをして乗客の様子を観察したが、いずれも熟睡状態で、一人として動けそうな若者は見当たらなかった。私が直後トイレのドアーを開けようとした、女の車掌さんとぶつかってしまったが私がよろよろしているので乗客と間違えたようで、なんの注意も無かった。私にもそろそろガスが回ってきそうなので停車駅で降りたら、運好く韮崎であった。ふらふらするのでホームでしばらく休んだら、十分位でもとに戻ったようだった。次のローカル線は十分位で到着した。懐かしい長坂駅には十五分位で着いた。一台止まっていた駅前のタクシーに声をかけたら、顔なじみの懐かしい声が聞こえて来てやっと安堵した。

翌朝テレビニュースを見たが、なんの変わった報道もされていなかった。特急列車の半分以上が泥酔しており、どこまで行くのもわからない若者の団体客がどうなったのか、その後二日位の報道には、それらしき記事はなんにも掲載されていなかった。あれはなんでもなかったのか、五～六車輛の乗客の人達は何処へ行ってしまったのだろうか。その日より三日位して露玉の車輛の存在の影を、長坂駅よりローカルに乗って追ってみた。

甲府の一つ目か竜王駅の長城側にはホームのはずれに貨物用のコンテナがつまれていた。まさか、あの中に、と考えたが、あまりに話が単純、残酷であったし、恐らく千名を超える若人の誘拐、昔あった海岸一回に一～数名のものとは規模が全く違う。それだけ長時間の麻酔をかけるメリットがあるのか。

働き盛りの若人が欠けているという訳。自国が日本に多数の国民を送って、税金代わりの代金を得ているという話はあるのだろうか。話は逆に動いていると聞いた事はありますが、人間をそんなに安々と売買する事に、メリットはあるのだろうか。

今回の私を誘拐しようとした目的は、この世から消し去るためであろうが、事件の翌朝隣家の裏で、もう今日は我が家の堀を乗り越える様な事はありませんでしょうと言ったとたんに、堀から顔を出して「こんにちは」と挨拶をするタイミングは「私は大丈夫ですよ」と大見えを切っているもので、今回の作戦も大失敗ですねと笑い飛ばしている様子をまともに見る作戦の大成功であった。

何故これだけの大規模な作戦が失敗したのか、それは作戦の大勢の人が現場で指揮を取らずに成功するだろうと酔いしれていた点であろうか。誰も私の顔を知らない者達が幾ら気を配っても、ちょっと麻酔に酔ったような振りをした私が下車するのに、気がつかなかった点であろうか、誰も私の顔を知らない親しみを感ずるものがあるものだ。

普通の企業だったら、これぐらいの失敗をしたら大抵は首になるか降格するものなのだが、あの外国人の組織は人材不足か、やる気がないのか、失敗組織がそのまま十年も続いているから、地元のチンピラ共と遊んでいればよいのかも知れないが、この分じゃ「清き革命」はどっかに行ってしまう。

革命を起こすには、国民よりはるかに秀れた人材を集めなければならないから、まだまだ道は遠いであろう。

無抵抗の住民を集めて革命なんて言ったって誰も付いてはこない。

他人の家の電気を盗んだり、水やガスを盗用するのが偉くなったのだと思ったら大違いだ。それは地獄に落ちる前触れだと思ったら良い。最近は野鳥の鳴き声を録音して付近に流しているようだが、もうすこしゆったりとやさしく鳴かせたら、周囲の住民はもっと幸せになるであろう。鳴かせる時間や場所を工夫すれば町の有名人に化けるかも知れない。それで偉くなれば、どこに行っても誰にでも大切にされる。それから革命でもやれば、きっと良い国家が設立されるでしょう。

革命を成功させる為には、今よりもより良い国家又は優秀な人の集団がなければならない。

あとがき

「医者は辞めると早く死ぬ」というタイトルは、私が新人医師として産婦人科医局に入局した時（昭和三十八年四月頃、一九六三年）にはすでに医師関係者には、かなりの割合で口伝で広がっていたように思います。

医局の中堅の先生が、「おれと一緒に入った友人が、一週間位前にポックリお亡くなりになって、昨夜はお通夜だったよ」。病名ははっきりと分からなかったらしい。突然死だったらしいよ。またその頃私の住んでまだ三年位しか経たない団地内の内科の先生が、首吊り自殺をしたと新聞に出た。そんなわけで私自身も不安な気持ちになっていた。

「先生、開業すると二～三年で若い先生が自殺をしてしまうのですが、そんなに開業医は神経的に不安なのですか」「さあ、どうですかね、でも産科医には多いみたいだ」「でも産科医はお産をやっているか、どうかで随分と違いますから、長く安全第一で頑張って居れば、その内に晴れますよ」

そうこうしている内に、私の団地の内科医の、私より二～三年若い先生が、家出をしたが、一年位で自殺してしまった。私自身の周りのほぼ同年輩の開業医の自殺で、いよいよ我が身に近付いて来て、不安な日々が続いた。

それぞれの関係者のお話も少なく、全国統一的な捜索も無く、死亡までの様子も原因も分からないままに、放置されている状態のままであったようであります。

そんな中、私の産婦人科医の父も、心筋梗塞で一時退院で我が家に居た時に、父の側《そば》に母が一緒に寝ていたにもかかわらず、朝まで誰も気付かないでいた程静かな死であった。享年八十四歳。その後母親が八十九歳、硬膜外出血、慢性腎炎にて他界しました。

その後三女が二十三歳で原因不明と言われた自殺で我々夫婦が利尻山登山中に他界しましたが、自殺した頃私に殺し屋グループに関する現在の知識がありましたら、彼女の自殺は未然に防止できたかも知れません。

あれから約七十七年余、世界はまた再び世界大戦に引きずり込まれるのか、再び原子爆弾に見舞われるのか。

あの第二次世界大戦と今回起こるかも知れない中国、北朝鮮、韓国、日本の間の軍事力の差を一般的な目で見れば一位中国、二位と三位は僅差で北朝鮮か韓国、ビリは日本となろうが、米軍の出方によっては韓国、日本、北朝鮮ともなりかねない。この場合中国が強く出て来れば第三次世界大戦にも成りかねない。この場合、日本の現況は北海道はすでに中国に地権や水利権の多くは買収されており、また関東以西も埼玉、山梨、長野、富山、金沢等も外国人の進出は活発で、山梨県ではお役所の職員の60名くらいを占めているようです。

それに加えて国内の状況は、若い医師の自殺者、突然死などが続く中、特別の捜査も無く死刑を求刑したり、外国人を雇い不法な捜索を行なったりしております。また有毒ガスを使用して演奏会場を襲撃したり、個人住宅を襲ったりしており、その為に、すでに国内では小さな戦争が始まっておりますが、現在これらの事を取り調べる機関は無く、この分野では全くの無法状態です。

日本人の性格の特異性として、昔から「長い物には巻かれろ」と言われてきました。長い物とは人間の階級の高さを、自分の偉さと比べたもので、偉い人の言う事を聞いていれば、何か良い事がある程度の意味でしか他人を信用しない。これは困った事ですが、他人を良く知らない人が多いから、あんまり信用するな、「人を良く信用できる」にはその人と長く親しく付き合う事ですが、多くの日本人は「他人に無関心」で、そのため「団結し難い」のです。「まあなんとかあの人に心にもないオベンチャラをうまく言って、何とか今までの仲間を続けましょう」と頼まれ、物事に冷え易いから困ってしまう。特に「流行を追い易く」お金がかかるので困る。

それにちょっと機嫌悪くなると、すぐに他人の根のない噂を信じ易いし、弱者いじめで「常日頃も多数のお好みの友達の中に居られないと、全然駄目なのよ」「もっと胸襟を開かないとお友達は出来ないのよ」

自分の半生を振り返ってみて、我ながらその多彩にびっくりしたり　あきれ返ったり、迷惑をかけた事、特に私の愛する妹達。その間際になり、婚約がキャンセルされた事に対する申し訳なさと情けなさは、一生涯忘れる事は出来ないであろう。日本人の物の考え方は、程度もなにも無い唯の感情論にすぎない。それと同時に、そういう理屈を考え出す人々と、それに対する庶民の反応は、殆どそれに反応を直ちにしてしまうと言う。物の考え方を正すのがまず第一の行動であるが、それが何にも正されていない。

現場では外国人が日本人を引き連れて車から毒ガスのカプセルを投げつけたりし

ている様子です。双方にまで実害は現れていないようです。この様なサル芝居的争いは各国の名誉のためにも早急に止めるべきでしょう。

二〇二二年七月

音嶺　静

【著者紹介】

音嶺　静（おとね　しずか）

昭和13年（1938）東京・下谷に生まれる。

昭和42年（1967.9）昭和大学医学部、同大学院卒。米国オハイオ州クリーヴランド市ウェスターンリザーブ大学医学部生理学教室勤務。

昭和44年（1969.5）ニューヨーク市コーネル大学医学部ニューヨークホスピタル勤務、カナダ・アメリカのロッキー山脈をトレッキング、またメトロポリタン歌劇場へ通う。

昭和45年（1970.9）帰国・昭和大学医学部産婦人科教室入局。

昭和51年（1976.4）取手市にて産婦人科医院開業。

平成5年（1993.5）サロンコンサート・イン・トガシラ主宰。

平成26年（2014.8）閉院。山梨県北杜市へ移住。

平成28年秋頃、正体不明のグループより監視されているのに気付く。

令和元年（2019.5）小音楽ホール Mt.KAIKOMA PIANO SALON（70席）を増設。

11月頃より、正体不明の異臭ガス放出を日夜受けるようになる。

医者《いしゃ》は辞《や》めると早《はや》く死《し》ぬ

2023年4月27日　第1刷発行

著　者　　音嶺 静
発行人　　久保田貴幸

発行元　　株式会社 幻冬舎メディアコンサルティング
〒151-0051　東京都渋谷区千駄ヶ谷4-9-7
電話　03-5411-6440（編集）

発売元　　株式会社 幻冬舎
〒151-0051　東京都渋谷区千駄ヶ谷4-9-7
電話　03-5411-6222（営業）

印刷・製本　中央精版印刷株式会社
装　丁　　中町綾香

検印廃止

Printed in Japan
ISBN 978-4-344-94243-1 C0093
幻冬舎メディアコンサルティングＨＰ
https://www.gentosha-mc.com/